Veröffentlichungen

aus dem Gebiete des

Militär-Sanitätswesens.

Herausgegeben

von der

Medizinal-Abteilung

des

Königlich Preussischen Kriegsministeriums.

Heft 60.

Die Krankentrage 1913.

Zusammengestellt

unter Mitwirkung

von

Dr. **Velde,**
Generaloberarzt bei der Landwehrinspektion Berlin,

in der

Medizinal-Abteilung des Königlich Preussischen Kriegsministeriums.

Mit 6 Bildern.

Springer-Verlag Berlin Heidelberg GmbH 1914

Die Krankentrage 1913.

Zusammengestellt

unter Mitwirkung

von

Dr. Velde,
Generaloberarzt bei der Landwehrinspektion Berlin,

in der

Medizinal-Abteilung

des

Königlich Preussischen Kriegsministeriums.

Mit 6 Bildern.

Springer-Verlag Berlin Heidelberg GmbH 1914

ISBN 978-3-662-34333-3 ISBN 978-3-662-34604-4 (eBook)
DOI 10.1007/978-3-662-34604-4

Alle Rechte vorbehalten!

Seit längerer Zeit war die Notwendigkeit anerkannt, anstelle der bisher im Heere vorhandenen 5 Arten von Krankentragen ein einheitliches Muster einzuführen. Zur Gewinnung geeigneten Stoffes und zu seiner Prüfung ergingen folgende Anordnungen des Kriegsministeriums, Medizinal-Abteilung:

V. v. 2. 11. 08. Nr. 2738/10. 08. M.A.:

Es besteht das dringende Bedürfnis, für die Krankentragen der Heeressanitätsausrüstung (K. S. O. Anl. X Ziff. 270—273) ein neues Muster einzuführen. Von äußerst zahlreichen Proben, die hier im Laufe der Jahre vorgelegt wurden, hat bisher keine den besonderen Anforderungen des Feldsanitätsdienstes nach allen Richtungen hin genügt. Für die Beurteilung gelten folgende Gesichtspunkte:

1. Eine Einheitstrage würde Ersatz und Austausch bei den Truppen und Sanitätsformationen erleichtern.
2. Die neue Trage muß sich zusammenlegen lassen. Werden die Lagerstellen der Krankenwagen mit beladenen Tragen besetzt, so soll es möglich sein, die übrigen Tragen der Wagen zusammengelegt auf letzteren zu belassen.
3. Das Zusammenlegen und die gebrauchsfertige Wiederherrichtung der Trage soll einfach sein und schnell erfolgen können.
4. Alle Teile der Trage müssen auch unter den schwierigen Feldverhältnissen standhalten und sich nötigenfalls unschwer ausbessern lassen.
5. Eine möglichst erhebliche Gewichtserleichterung gegenüber den bisherigen Tragen ist unbedingt erforderlich.
6. In den Abmessungen und im Baue des neuen Musters ist darauf Rücksicht zu nehmen, daß Verpackung sowie Ein- und Ausladen der belegten Tragen bei den Infanterie- und Kavallerie-Sanitätswagen sowie bei den Krankenwagen aller beim Heere vorhandenen Arten ohne Schwierigkeit vorgenommen werden können.

7. Unzweckmäßig sind Tragen, die aus vielen losen Teilen bestehen, da solche im Felde leicht verloren gehen.
8. Die bewährten Eigenheiten der jetzigen Krankentrage sind zu beachten (Vorrichtung für das Anbringen der Verbandmitteltasche, verstellbare Kopflehne, abnehmbarer, leicht zu reinigender und zu desinfizierender Bezug, Seitenklappen zum Festhalten des Kranken).

Es wird ergebenst ersucht, nach vorstehenden Gesichtspunkten Nachforschungen nach einem geeigneten neuen Tragemuster anzustellen und das Ergebnis — geeignetenfalls unter Beifügung von Zeichnungen — zum 1. 5. 09 hierher zu melden.

gez. Schjerning.

An
sämtliche Königliche Sanitäts-Inspektionen, Sanitätsämter, Korpsintendanturen, das Hauptsanitätsdepot.

V. v. 3. 6. 09. Nr. 28/5. 09. M. A.:

Unter dem 2. November 1908 — Nr. 2738/10. 08. M. A. — war seitens des Kriegsministeriums, Medizinal-Abteilung, eine Umfrage nach einem verbesserten Muster einer **Krankentrage** eingeleitet worden.

Die hiernach eingegangenen Entwürfe und Proben sollen, bevor in eine praktische Prüfung eingetreten wird, von einer **Kommission von Sanitätsoffizieren** einer Sichtung unterzogen werden.

Für diese Kommission sind von hier aus in Aussicht genommen:
a) als **Vorsitzender:**
   1. Generalarzt Dr. Villaret, Inspekteur der 2. Sanitäts-Inspektion,
b) als **Stellvertreter des Vorsitzenden:**
   2. Generalarzt Dr. Landgraf, Korpsarzt des III. Armeekorps,
c) als **Mitglieder:**
   3. Generaloberarzt Dr. Waßmund, Divisionsarzt der 2. Garde-Division,
   4. Generaloberarzt Dr. Heyse, Chefarzt des Hauptsanitätsdepots,
   5. Oberstabsarzt Dr. Velde, Regimentsarzt des Königin Elisabeth-Garde-Grenadier-Regiments Nr. 3,
   6. Oberstabsarzt Dr. Heckmann, Chefarzt des Garnisonlazaretts I Berlin,
   7. Oberstabsarzt Dr. Franz, Regimentsarzt des 2. Garde-Regiments zu Fuß,
   8. Stabsarzt Dr. Schmidt, Hilfsreferent in der Medizinal-Abteilung des Kriegsministeriums,

9. Stabsarzt Dr. Thiemich } von der Kaiser Wilhelms- } als Schrift-
10. Stabsarzt Dr. Maßkow   }   Akademie   } führer.

Außerdem ist ermächtigt, nach Bedarf an den Verhandlungen der Kommission teilzunehmen:

Generaloberarzt Dr. Schultzen, Referent in der Medizinal-Abteilung des Kriegsministeriums.

Die Kommission wird vom Vorsitzenden oder dessen Stellvertreter zusammenberufen und tagt in den Räumen der Kaiser Wilhelms-Akademie.

Euer Hochwohlgeboren wollen die Stabsärzte Dr. Thiemich und Dr. Maßkow entsprechend bescheiden, die Räume der Akademie und die sonstigen Hilfsmittel usw. zur Verfügung stellen und das der Akademie besonders zugehende Material an Berichten, Zeichnungen, Mustern usw. von Krankentragen an die Kommission gelangen lassen.

gez. Schjerning.

An den
Königlichen Generalarzt, Sanitäts-Inspekteur und Subdirektor der Kaiser Wilhelms-Akademie für das militärärztliche Bildungswesen, Herrn Prof. Dr. Kern, Hochwohlgeboren, hier

---

Abschrift.

Einem Berichte über die Ergebnisse der Kommissionsberatungen wird ergebenst entgegengesehen.

gez. Schjerning.

An den
Königlichen Generalarzt und Sanitäts-Inspekteur der 2. Sanitäts-Inspektion, Herrn Dr. Villaret, Hochwohlgeboren, hier

---

V. v. 22. 6. 09. Nr. 1334/6. 09. M. A.:

Im Anschlusse an die Verfügung vom 3. 6. 1909, Nr. 28. 5. 09, M. A. übersendet die Abteilung die hier eingegangenen Vorschläge für ein neues Tragenmuster, nämlich die

1. der 1. Sanitäts-Inspektion,
2. „ 2.   „   „
3. „ 3.   „   „
4. „ 4.   „   „
5. der Intendantur des III. Armeekorps,
6. „   „   „ IV.   „

7. der Intendantur des VIII. Armeekorps,
8. „ „ „ IX. „
9. „ Feldzeugmeisterei,
10. des Bayerischen Kriegsministeriums,
11. „ Sächsischen Kriegsministeriums, Medizinal-Abteilung,
12. „ Württembergischen Kriegsministeriums, Medizinal-Abteilung,
13. der Firma Pech, deren Vorschlag mit dem unter dem 30. 4. 1909 Nr. 1991 I von der Kaiser Wilhelms-Akademie angekündigten Vorschlage des Stabsarztes Friedheim übereinstimmen dürfte,
14. der Firma Windler (2 Muster),
15. „ Firma Dannenberg,
16. „ „ Christoph u. Unmack,
17. des Stabsarztes a. D. Dr. Schlender,
18. „ Walter Hucklenbruch,
19. „ Otto Welk

nebst den zugehörigen Zeichnungen.

Die Königliche Direktion wolle die zu diesen Vorschlägen gehörigen Muster aus den Diensträumen der Abteilung abholen lassen.

Ferner sind aus dem Hauptsanitätsdepot heranzuziehen:

1 Mustertrage der „Vereinigten Feuerwehrgeräte-Fabriken", Berlin SO. 16, Köpenickerstr. 109a,

3 Muster, die von Sanitätsoffizieren des Gardekorps vorgeschlagen sind.

Die vorerwähnten Vorschläge nebst Zeichnungen und Muster sind der Krankentragen-Kommission zur Verfügung zu stellen.

I. V.
gez. Paalzow.

An die
Königliche Direktion der Kaiser Wilhelms-Akademie für das militärärztliche Bildungswesen, hier.

Abdruck.

Die Kommision wird ermächtigt, mit den Erfindern wegen etwaiger Heranziehung der noch nicht der Kaiser Wilhelms-Akademie zugegangenen Muster unmittelbar in Verbindung zu treten. Kosten dürfen der Heeresverwaltung aus der Zusendung und vorläufigen Überlassung der Proben nicht erwachsen. Erst wenn feststeht, welche der neuen Krankentragen sich zu praktischen Versuchen eignen, kann der Frage des Ankaufes der betreffenden Muster näher getreten werden.

Sollte die Kommission auf Grund der Vorschläge der Kriegsministerien der Bundesstaaten eine Vervollständigung des darin enthaltenen Stoffes wünschen, so ist hierher Meldung zu erstatten.

Nach Beendigung der Arbeiten der Kommission ist das gesamte Material der Abteilung wieder einzureichen.

I. V.
gez. Paalzow.

An den
stellvertretenden Vorsitzenden der Krankentragen-Kommission, Königlichen Generalarzt und Korpsarzt des III. Armeekorps Herrn Dr. Landgraf, Hochwohlgeboren, hier.

Abdruck.

I. V.
gez. Paalzow.

An
sämtliche Königlichen Sanitäts-Inspektionen.

Generalarzt und Sanitäts-Inspekteur Dr. Villaret war durch Krankheit verhindert, an den Arbeiten der Kommission teilzunehmen. An seiner Stelle hatte die Leitung zunächst Generalarzt Dr. Landgraf, vom 25. 11. 09 ab Generalarzt und Sanitäts-Inspekteur Prof. Dr. Kern.

An den späteren Arbeiten der Kommission, an der endgültigen Feststellung und der Abnahme der ersten Muster sowie an der Sichtung der Erprobungsberichte hatte der Stabsarzt bei der 2. Sanitätsinspektion Prof. Dr. Napp wesentlichen Anteil.

Am 1. 7. 09 trat die Kommission zusammen. Zur vorläufigen Prüfung des Materiales wurden zwei Unterkommissionen gebildet:

I. Generaloberarzt Dr. Waßmund,
  Oberstabsarzt Dr. Heckmann,
  Stabsarzt Dr. Thiemich.

II. Generaloberarzt Dr. Heyse,
  Oberstabsarzt Dr. Velde,
  „ Dr. Franz,
  Stabsarzt Dr. Maßkow.

Der ersteren wurden die Eingänge der Preußischen Sanitäts-Inspektionen und Intendanturen, der zweiten die Eingänge der Feldzeugmeisterei, des Bayerischen, des Sächsischen, des Württembergischen Kriegsministeriums und der unmittelbaren Einsender überwiesen. Im ganzen lagen vor 99 Vorschläge, von denen 41 durch Probetragen erläutert waren.

Am 2. 10. 09 wurde von beiden Unterkommissionen übereinstimmend berichtet, daß keine der eingelieferten oder beschriebenen Tragen den Anforderungen entspreche, die an eine kriegsbrauchbare Einheitstrage zu stellen seien. Die meisten Vorschläge enthielten aber mancherlei zweckmäßige Einzelheiten, die teils für den Heeresdienst, teils für verschiedenartige Friedenszwecke brauchbar und beachtenswert schienen. Nach ihren Eigenschaften, deren wichtigste in der Anlage übersichtlich zusammengestellt sind, zerfallen sie in folgende Gruppen:

A. Zusammenlegbar durch Teilung der Tragestangen,
   1. in 2 Teile,
   2. in 3 Teile.
B. Zusammenlegbar durch Teilung oder Entfernung der Querstangen.
C. Zusammenlegbar durch Teilung der Trage- und Querstangen.
D. Sonstige Muster.

Bei der Beurteilung der verschiedenen Arten des Zusammenlegens wurde davon ausgegangen, daß eine Abänderung der Behältnisse, in denen die Krankentragen im Felde mitgeführt werden, ausgeschlossen sei. Hiernach zwang Rücksicht auf die Wagen, in denen die Krankentragen der Truppen untergebracht sind (mehr als $1/4$ des Gesamtbedarfs an Tragen für das Feldheer), die Zusammenlegung durch einmalige Teilung der Tragestangen zu wählen, die bei der seitherigen Truppenkrankentrage (K.S.O. Anl. Ziff. 270) durchgeführt ist. In dieser Wahl wurde die Kommission dadurch bestärkt, daß die durch Teilung oder Entfernung der Querstangen, ganz besonders aber auch die durch Teilung der Trage- und Querstangen zusammenlegbaren Tragen so lange Zeit zur Verpackung und zur Aufstellung erforderten, daß sie schon aus diesem Grunde nicht kriegsbrauchbar erschienen. Zwar wurde, namentlich durch letztere Bauart, eine sehr wesentliche Raumersparnis bei den zusammengelegten Tragen erzielt; je größer aber dieser Vorteil war, um so umständlicher wurde die Herrichtung und und um so geringer die Haltbarkeit. Nachteile letzterer Art sprachen auch gegen ein Zusammenlegen der Trage durch Dreiteilung der Tragestangen.

Die Prüfung der einzelnen Bestandteile der Tragen führte zu folgenden Erwägungen:

I. Tragestangen:

Als haltbarste unter den vorhandenen Krankentragen gilt allgemein die Krankentrage a./A. des Krankenwagens (K.S.O. Anl. Ziff. 271 Abs. 1). Wenn davon Abstand genommen wurde, die Frage der Einheitstrage durch Umänderung dieser Krankentragen zu lösen, so war hierfür in erster Linie Rücksicht auf das Gewicht maßgebend. Sie erhöht durch die Vorrichtung zum Einschieben der Griffe bereits ihr Gewicht von 17,5 kg auf 21 kg. Teilung der Tragestangen in der Mitte und Anbringung eines dauerhaften Gelenkes sowie Abänderung der Fußbügel, die in ihrer jetzigen Form ein Hindernis für das Zusammenlegen bieten, würden das Gewicht auf ungefähr 25 kg steigern. Von mehreren Seiten war Bambus vorgeschlagen. Abgesehen von der Schwierigkeit der Ersatzschaffung ist diese Holzart für die Krankentragen nicht geeignet, weil sich Eisenteile kaum fest an ihr anbringen lassen. Zusammengesetzte Holzbauarten, wie sie von Oberingenieur Meltzner angegeben sind (vgl. Anl. Nr. 35), kommen wegen mangelnder Haltbarkeit ebensowenig in Betracht, wie Fournierholz, gepreßtes Papier u. dgl.

Die Erfahrungen des Südwestafrikanischen Feldzuges (Kriegssanitätsbericht I, S. 43) sprechen gegen die Verwendung von Holz, das unter den Witterungseinflüssen bald rissig und brüchig wurde, bald aufquoll. So außerordentliche Trockenheits- und Feuchtigkeitsgrade, wie in Südwestafrika, sind zwar in europäischen Ländern kaum zu erwarten; immerhin dürften aber auch diese Beobachtungen, obwohl erst in zweiter Linie, gegen hölzerne Gestelle für Krankentragen sprechen.

Auch das Winkeleisen der Krankentragen n./A. des Krankenwagens (K.S.O. Anl. Ziff. 272) erschien nicht geeignet. Schon im ungeteilten Zustande werden Haltbarkeit und Zweckmäßigkeit jetzt vielfach nicht mehr günstig beurteilt; Anbringung eines Gelenkes in der Mitte, die an sich technisch schon nicht ganz einfach ist, setzt die Haltbarkeit aber noch ganz erheblich herab und würde eine nicht unbeträchtliche Erhöhung des Gewichtes bedingen, wenn die Haltbarkeit nur einigermaßen gewährleistet werden soll. Ein in dieser Richtung unternommener Versuch des Oberleutnants Rawetzky vom Traindepot des Gardekorps ergab eine Trage von 23 kg Gewicht, bei der das Gelenk der Tragestangen noch nicht einmal den Belastungsversuchen standhielt (siehe Anlage 44).

Gegen die Verwendung von U-Eisen sprach der Umstand, daß alle Eisen mit offenem Querschnitt ein größeres Gewicht haben, als Eisen mit geschlossenem Querschnitte (Röhren) von gleicher Haltbarkeit. Der Vorzug leichter Zugänglichkeit aller Teile bleibt der Hohlrinnenform allerdings vorbehalten. Der weitere Vorteil, daß sie umklappbare Fußbügel und Querstangen ohne Raumbeengung in sich aufnehmen können, kommt indessen nicht in Betracht, weil derartige

Teile aus später zu erörternden Gründen an der Einheitstrage nicht angebracht werden sollen.

Hiernach erschien die Verwendung von nahtlosem Stahlrohr für die Tragestangen am zweckmäßigsten, und zwar, weil die Hauptbelastung von oben nach unten auszuhalten ist, mit rechteckigem Querschnitte, schmale Seite nach unten. Zur Vermeidung scharfer Kanten, an denen sich der Bezug rasch durchscheuern würde, sind die Ecken des Querschnittes abzurunden. (Vgl. Südwestafrikanischer Kriegssanitätsbericht, Teil I, S. 44.)

Ein elliptischer Querschnitt, wie er von Oberarzt Tottmann vorgeschlagen ist (siehe Anl. Nr. 9), bringt in statischer Hinsicht keine erheblichen Vorteile vor dem rechteckigen. Aluminium und seine Legierungen, die mehrfach empfohlen worden sind, erscheinen nicht stark genug, bieten Schwierigkeiten bei der Verbindung der einzelnen Teile, sind gegen gewisse Reinigungsmittel empfindlich und haben hinsichtlich ihrer Lagerungsfähigkeit in den letzten Jahren zu Bedenken Veranlassung gegeben.

Die Verbindung der in der Mitte geteilten Tragestangen ist auf verschiedene Weise versucht worden.

    a) Durch fernrohrartiges Einschieben der einen Hälfte in die andere (Artillerie-Konstruktionsbureau, Anl. Nr. 52). Dieses Verfahren erfordert sehr genaue Herstellung und versagt schon bei geringen Verbiegungen, Beulen oder beim Eindringen von Schmutz, ist daher nicht kriegsbrauchbar.

    b) Durch Einschieben der einen Hälfte in eine an der anderen Hälfte angebrachte Manschette und Befestigen mittels Feder oder Vorsteckers. Die Herrichtung versagt gleichfalls leicht, namentlich, wenn sie rasch ausgeführt werden soll.

Die Vorkehrungen a) und b) sind notwendigerweise mit dem Ablösen mindestens der Hälfte des Bezuges verbunden und deshalb zu zeitraubend, um kriegsbrauchbar zu sein.

    c) Durch Gelenk. Dieses kann angebracht sein:

        1. Seitlich (Hauptmann Rudorff III, Anl. Nr. 46). Handhabung zu zeitraubend, weil der Bezug losgelöst und mindestens eine Querstange abgenommen werden muß.

        2. An der oberen Fläche der Tragestange. In diesem Falle läßt sich die Trage zwar sehr leicht zusammenlegen. Jedoch stehen dann die Fußbügel frei und hindern das Zusammenlegen mehrerer Tragen oder müssen umgelegt werden, was, wie später zu erörtern bleibt, nicht wünschenswert ist. Ferner ist ein sehr derber Riegel

oder Haken an der Unterfläche erforderlich, damit sich die belastete Trage nicht nach unten durchbiegt.

3. An der unteren Fläche. Diese Lösung ist meistens gewählt, weil so das Gelenk selbst die belastete Trage vor dem Durchbiegen schützt. Zur Verstärkung ist nur oben oder an der Seite ein leichter Haken erforderlich, der beim Einladen in den Krankenwagen oder beim Nehmen eines Hindernisses das zufällig etwa losgelassene Ende der Trage vor dem Umknicken nach unten schützt. Überziehen einer Manschette mit Bajonettverschluß zum Feststellen empfiehlt sich weniger, weil diese Vorrichtung durch eindringenden Sand leicht unwirksam wird und vorstehende Teile an den Tragestangen bedingt.

Hiernach ist am zweckmäßigsten die Verbindung durch ein Gelenk auf der unteren Fläche der Tragestangen, dessen Drehpunkt so tief liegt, daß beim Zusammenlegen die Füße nicht über die gegenüberliegende Hälfte der Tragestangen herausragen.

An mehreren Tragen (z. B. Windler, Anl. Nr. 4), war die mittlere Querstange gleichzeitig Achse des Gelenkes für die Tragestangen.

II. Griffe:

Die Bauart der Krankenwagen n./A. zwingt dazu, daß bei der Einheitstrage die Griffe in gleichem Maße verkürzt werden können, wie bei der Krankentrage n./A. (K.S.O. Anl. Ziff. 272). Diese Verkürzung kann in folgender Weise bewirkt werden:

a) Durch Umklappen (Sanitätsfeldwebel Krüger [Anl. Nr. 48]). Wegen ungenügender Haltbarkeit nicht zu empfehlen.

b) Durch Einschieben, und zwar

1. neben die Tragestangen. Hierdurch erhöht sich das Gewicht der Trage um 8 eiserne Ringe. Jedoch besteht der Vorteil, daß Hemmungen nicht leicht zustande kommen und, wenn sie entstehen, unschwer beseitigt werden können.

2. in die Tragestangen. Dem Nachteile des leichteren Eintretens von Hemmungen, dem sich übrigens durch Gewährung reichlichen Spielraumes bis zu einem gewissen Grade vorbeugen läßt, steht der Vorteil der Gewichtsersparnis gegenüber.

Griffe aus Metall empfehlen sich nicht, weil sie bei starker Kälte das Anfassen sehr unangenehm, wenn nicht unmöglich machen.

Überzüge von Leder sind im Hinblick auf die Desinfektion mit strömendem Dampfe zu vermeiden. Andere Umhüllungen sind nicht haltbar genug. Am zweckmäßigsten ist die Verwendung von paraffiniertem Eschenholze, wie bei den jetzigen Krankentragen. Verstärkung durch eine mittlere Metallschiene gibt dem Griffe zwar noch größere Haltbarkeit, wird aber nicht für erforderlich gehalten.

III. Querstangen:

Mit einer Ausnahme (Holzbau „System Meltzner", Anl. Nr. 35) gelangte in allen Fällen Eisen zur Verwendung, und zwar sowohl runde Eisenstäbe wie Bandeisen und Stahlrohr. Bei den Tragen der Gruppe A (Zusammenlegbar nur durch Teilung der Tragestangen) waren die Querstangen durchweg fest mit den Tragestangen verbunden. Bei den Gruppen B und C (Zusammenlegbar durch Teilung oder Entfernung der Querstangen oder durch Teilung der Trage- und Querstangen) fanden sich hauptsächlich folgende Bauarten:

a) Querstange an einer Tragestange durch Gelenk oder Öse beweglich befestigt, auf der gegenüberliegenden Seite in eine Öffnung einzuschieben oder mittels Hakens, Zapfens oder Flügelschraube zu befestigen.

b) Querstangen an beiden Tragestangen gelenkig befestigt, in der Mitte federndes Gelenk (wie bei dem Verdeck eines Wagens).

c) Querstangen am Bezuge befestigt und mittels Zapfens in Öffnungen der Tragestangen einzuschieben.

An einigen Tragen waren mehrere dieser Arten vereinigt.

Die Zahl der Querstangen schwankt zwischen 2 und 5. Behufs Gewichtsersparung wird ihre Zahl an der Einheitstrage soviel wie möglich zu beschränken sein.

IV. Kopflehne:

Bei allen Vorschlägen war die Kopflehne beweglich an den Tragestangen oder einer Querstange befestigt. Die Beschaffenheit der oberen Querverbindung folgte in der Regel der Bauart der Querstangen. Zum Feststellen waren in den meisten Fällen die seitherigen Zahnbögen gewählt, die entweder in Zapfen an den Tragestangen oder in eine Querstange eingriffen und bei den Tragen von Tottmann, Kiefer u. A. zur Erzielung eines gleichmäßigen Einstellens sehr zweckmäßig durch eine leichte Eisenstange verbunden waren. Bei anderen Tragen dienten zum Feststellen zwei Stachel, die an den Seitenteilen der Kopflehne beweglich befestigt waren und in Löcher der Tragestangen eingriffen.

V. Fußbügel:

Als Stoff ist fast durchweg Eisen gewählt, das meistens in Form eines Bogens oder eines Winkels, in einzelnen Fällen nach Art eines

Tischbeines an den Tragestangen befestigt wird. Bandeisen, sowohl flach wie hohlrinnenartig, Stahlrohr und rundes Stabeisen haben Verwendung gefunden. Vielfach wurden die Fußbügel zum Umlegen eingerichtet, um beim Zusammenlegen der Trage kein Hindernis zu bilden, und zwar entweder nach innen oder auf die Tragestangen. In letzterem Falle legten sie sich entweder in eine Rinne der Tragestange oder umgriffen die Tragestange mit ihrer eigenen rinnenförmigen Aushöhlung. Sie wurden durch Federn, Riegel oder Schrauben festgestellt. Besonders zu erwähnen ist die Vorrichtung der Trage Dannenberg-Hamburg (Anl. Nr. 3), bei der sich die Füße beim Zusammenklappen der Trage selbsttätig umlegen.

An mehreren Tragen waren die Fußbügel zur Erleichterung des Einschiebens in die Krankenwagen mit Rollen versehen.

Alle verstellbaren Fußbügel, ganz besonders die mit Federvorrichtung, erwiesen sich als viel zu wenig haltbar und machten die Herrichtung zu umständlich, als daß man sie im Felde verwenden könnte. Bandeisen und Stahlrohr verbogen sich schon beim schrägen Hinwerfen der Trage auf Pflaster aus etwa 1 m Höhe, und zwar umsomehr, je höher der Fußbügel war. Rollen an den Fußbügeln versagen leicht und erscheinen überflüssig.

VI. Verbindung der Eisenteile:

Benutzt wurden Vernietung, einfaches und autogenes Schweißverfahren. Nieten lassen sich so haltbar herstellen, daß sie auch die stärksten Proben bestehen; ihre Anwendung hat den Vorteil, daß beschädigte Teile in jeder Feldschmiede abgenommen und durch neue gleichartige ersetzt werden können.

Das einfache Schweißverfahren ist nicht haltbar genug (vgl. Trage Rohmann, Anl. Nr. 13).

Das autogene Schweißverfahren soll eine so feste Verbindung der einzelnen Teile liefern, daß ein Bruch an dieser Stelle nicht zu befürchten ist. Der Nachteil besteht darin, daß das Verfahren an den Tragestangen, die eine Wandstärke von 0,8 bis 1 mm haben, nur mit besonderer Vorsicht angewendet werden kann. Nach den Angaben der Firma Dittmann würde bei Massenanfertigung es nicht zu vermeiden sein, daß die Tragestangen hie und da durchgebrannt werden; diese fehlerhaften Stellen seien bei der Abnahme kaum zu entdecken und würden erst bei starker Belastung oder zufälliger Beschädigung derart brechen, daß eine weitere Verwendung der Trage für den Augenblick oder ihre Ausbesserung mit einfachen Mitteln ausgeschlossen sei. Auch ein abgebrochener Fußbügel könne mit den Hilfsmitteln einer Feldschmiede kaum ordentlich ersetzt werden.

Bei einem Versuch an einer Kieferschen Trage, die mit dem autogenen Schweißverfahren hergestellt ist, verbogen sich die Fußbügel dicht an der angeschweißten Stelle, sodaß hier am leichtesten ein Bruch zu erwarten sein dürfte.

VII. Bezug:

Fast ausnahmslos wurde braungefärbtes Segeltuch benutzt. Ungefärbtes Tuch soll zwar etwas haltbarer sein, eignet sich aber wegen seiner Empfindlichkeit gegen Schmutz weniger für den vorliegenden Zweck. Lederbezüge sind wegen der Schwierigkeit der Desinfektion, solche aus durchlochtem Eisenblech wegen des harten Lagers nicht verwendbar. Ballonstoff, ganz oder teilweise in Form von Luftkissen vorgeschlagen, ermangelt der Haltbarkeit.

Das Gewicht der Bezüge, das einen Maßstab für die Güte des Stoffes abgibt, schwankte in den weiten Grenzen von 1,5 bis gegen 4 kg.

Der Bezug der Kopflehne war in der Regel mit dem der übrigen Trage aus einem Stücke hergestellt, in einzelnen Fällen auch getrennt, ohne daß hierdurch ein wesentlicher Vorteil erzielt wurde.

Bei den Tragen, die durch Teilung der Tragestangen zusammenlegbar sind, war der Bezug an der Teilungstelle entweder auch geteilt oder hatte bei aufgestellter Trage eine tiefe Falte, die im ganzen nicht hinderlich war.

Die Art der Befestigung war sehr verschieden. In der Regel umgriff der Bezug die Tragestangen und war auf der unteren Seite durch Riemen, Gurte, Knöpfe oder Strickverschnürung befestigt. Bei anderen Tragen (Hohmann, Anl. Nr. 2) griff die Verschnürung um die Tragestangen, eine Befestigungsart, die im südwestafrikanischen Kriege wegen des Ausreißens des Bezuges nicht günstig beurteilt worden ist (Kriegssanitätsbericht, Teil I, S. 44). Bach & Riedel (Anl. Nr. 12) hatten eine Trage vorgestellt, bei der der Bezug an einem längs der Innenseite der Tragestangen gezogenen Drahtseil angeschnürt war. Bei der Trage Lachmann-Radebeul (Anl. Nr. 51) ist der Bezug auf einem besonderen Rahmen befestigt, der auf 4 längsgespannten Telegraphendrähten federt.

Knöpfe an den Trage- und Querstangen zum Anknöpfen des Bezuges sind wenig empfehlenswert; auch Klammern (Holzbau „System Meltzner", Anl. Nr. 35) erscheinen nicht zweckmäßig.

Die Verbandmitteltasche läßt sich fast allenthalben an der Kopflehne unschwer anbringen; ebenso die Klappen zum Befestigen des Kranken. Unterbringung der Verbandmittel in diesen Klappen, wie von einer Seite vorgeschlagen ist, würde zu einer unzulässigen Belästigung des Kranken führen.

Über die Befestigung der Querstangen an dem abnehmbaren Bezug ist bereits oben das Erforderliche gesagt.

Bei den Tragen der Gruppen B und C dient der Bezug in der Regel zur Umhüllung der zusammengelegten Tragestangen.

Von einem besonderen Roßhaarkissen auf dem Bezuge der Kopflehne ist fast allgemein ohne Nachteil Abstand genommen worden.

VIII. Gewicht:

Im allgemeinen läßt sich erkennen, daß jede irgendwie beträchtliche Herabsetzung des Gewichtes unter das der jetzigen Krankentrage des Kavallerie-Sanitätwagens (K.S.O. Ziff. 373) von 16 bis 17 kg mit einer erheblichen Verringerung der Haltbarkeit erkauft war. Die Tragen mit einem Gewichte von etwa 10 kg konnten überhaupt nicht mehr ernstlich in Betracht kommen.

Neben der Bauart des Gestelles sprach auch die Güte des Segeltuchbezuges, wie bereits erwähnt, bei dem Gesamtgewichte der Trage wesentlich mit.

Die Frage, ob sich ein Versuch lohne, unter Benutzung von Einzelheiten des vorliegenden Stoffes eine kriegsbrauchbare Einheitstrage zusammenzustellen, wurde von der Kommission bejaht. Mit der Auswahl und der Prüfung der technischen Einzelheiten wurden Generaloberarzt Dr. Waßmund und Oberstabsarzt Dr. Velde beauftragt, die der Kommission am 11.10.09 ihre Vorschläge unterbreiteten. Vor allem wurde betont, daß es ohne Änderung der Krankentragen nicht möglich sei, auf vollbeladenem Krankenwagen noch mindestens 5 leere Tragen zu befördern, wie die kriegsministerielle Verfügung vom 2. 11. 08 Nr. 2738/08. M. A. es anstrebte. Die Kommission trat der Anschauung bei, und das Kriegsministerium ließ diese Forderung fallen. Ferner ergab die Rücksicht auf die Bauart der Sanitätsbehältnisse bei den Truppen (namentlich Infanteriesanitätswagen), daß die Einheitstrage durch einmalige Teilung der Tragestangen zusammenlegbar sein müsse. Die übrigen Vorschläge bezogen sich auf technische Einzelheiten, die später, im Zusammenhange nach den einzelnen Bestandteilen der Trage geordnet, besprochen werden sollen.

Auf Grund der Feststellungen in dieser Kommissionssitzung fertigten die Firmen Gebr. Dittmann und H. Windler je eine Probetrage an, die der Kommission vorgelegt wurden. Die Probetragen wurden zunächst auf ihre Haltbarkeit dadurch geprüft, daß sie, vorschriftsmäßig getragen, kräftig mit den Füßen nach unten schräg auf ein Steinpflaster geschleudert wurden. Dieser Probe hielt nur die Dittmannsche Trage stand, die nach einigen Änderungen als Probetrage „März 10" im Sommer 1910 mehreren übenden Sanitätsformationen zur Benutzung überwiesen wurde. Um festzustellen, daß derartige Tragen auch von anderen Firmen in gleicher Güte hergestellt werden können, erhielten auch die Firmen Windler, Hohmann (Berlin), Fahrzeugfabrik (Eisenach), Michael Kiefer (München) den Auftrag, nach dem Muster der Dittmannschen gleiche Tragen anzufertigen. Auch diese Tragen

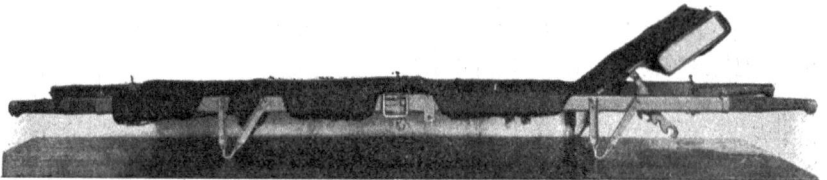

Bild 1.

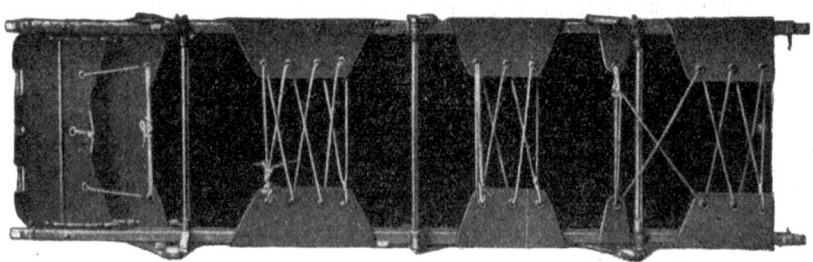

Bild 2.

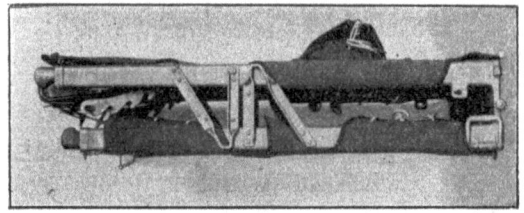

Bild 3.

wurden feldmäßig benutzt und haben sich den Dittmannschen im wesentlichen gleichwertig erwiesen.

Unter Berücksichtigung der gesammelten Erfahrungen wurden unter dem Namen „Februar 11" durch die Firmen Dittmann, Windler, Hohmann und Fahrzeugfabrik Eisenach neue Probetragen hergestellt, die unter sich kleine Abweichungen zeigten und damit Gelegenheit zur Beurteilung verschiedener technischer Einzelheiten boten. Diese Tragen wurden im Sommer 1911 bei mehreren Sanitätsübungen benutzt, und da abermals an verschiedenen Teilen begründete Ausstellungen gemacht wurden, fertigten die Firmen Dittmann, Hohmann, Windler nochmals Probetragen an, die unter den Namen „Januar 12" während des Sommers 1912 in einer Zahl von 172 Verwendung fanden. Durch diese Versuche, ferner durch Desinfektionsversuche, die im Garnisonlazarett Charlottenburg angestellt wurden, und durch eine Prüfung im Gebrauche beschädigter eiserner Gerüste der Tragen bei dem Königlichen Materialprüfungsamte der Technischen Hochschule Berlin waren die Unterlagen gewonnen, die zu der von der Kommission vorgeschlagenen „**Krankentrage 1913**" (Bild 1—3) überleiteten. Das Kriegsministerium, Medizinal-Abteilung, ordnete durch V. vom 25. 2. 13 Nr. 1903/2. 13 M. A. ihre Einführung an und dankte den Kommissionsmitgliedern für die erfolgreiche Arbeit.

Eine Besprechung der Änderungen, die in den verschiedenen Abschnitten ihrer Entwickelung an der Krankentrage vorgenommen wurden, würde kein klares Bild liefern, wenn sie zeitlich geordnet hier aufgeführt würden. Es wird deshalb vorgezogen, die einzelnen Teile, aus denen sich die Krankentrage zusammensetzt, einer Erörterung zu unterziehen und dabei alles anzuführen, was im Laufe der Verhandlungen daran geändert und beobachtet worden ist. **Durch die Veröffentlichung soll vermieden werden, daß Dinge, die sich bereits als unausführbar erwiesen haben, später als Verbesserungsvorschläge wieder auftauchen.**

I. Tragestangen.

a) **Stoff:** Es unterliegt keinem Zweifel, daß an sich der zweckmäßigste Stoff für die Tragestangen einer Krankentrage ein leicht federndes Holz ist, wie es die Krankentrage alter Art des Krankenwagens (K.S.O. Anl. Ziff. 271) besitzt. Da indessen die neue Einheitskrankentrage zum Zusammenklappen eingerichtet sein muß, hätte sich durch Anbringen des Gelenkes das Gewicht der Tragestangen so erhöht, daß die angestrebte Gewichtsverminderung der gesamten Trage nicht zu erreichen gewesen wäre. Hieraus ergab sich die Notwendigkeit, die Tragestangen aus Metallrohr anzufertigen. Durch Benutzung von Aluminium oder einer Legierung dieses Metalles würde sich eine Trage von sehr geringem Gewichte herstellen lassen; indessen besitzen alle Metalle dieser Art keine genügende Festigkeit, um als kriegsbrauchbar zu gelten. Auch bestanden wegen der Lagerungsfähigkeit ernste Bedenken. Es blieb daher nur übrig, auf Eisen zurückzugreifen, das zur Vermeidung des Rostens nicht nur außen, sondern auch innen mit Rostschutzfarbe zu streichen ist.

b) Form: Die Form des Rohres, die bei geringstem Gewichte die größte Belastung verträgt, ist das Rohr mit elliptischem Querschnitte bei Belastung in der Richtung des längeren Durchmessers. Von dieser Form wurde aber Abstand genommen, weil sie es erschwert, bequem hölzerne Handgriffe einzuschieben, und weil sich die Füße weniger gut befestigen lassen als an einem Rohre von rechteckigem Querschnitte. Hiernach wurde das letztere gewählt, und zwar mit einer Höhe von 53, einer Breite von 33 mm (vom äußeren zum äußeren Rande gemessen) und einer Wanddicke von 0,85 mm. Die Ecken wurden abgerundet, um zu vermeiden, daß die aufgelegten Bezüge an scharfen Kanten durchscheuern.

c) Teilungstelle: Die zusammenlegbare Krankentrage des Infanteriesanitätswagens alter Art ist genau in der Mitte der Tragestangen geteilt. Dies ist dadurch möglich, daß für die Stellung der Füße ein bestimmter Abstand nicht in Rechnung zu setzen ist. Eine Krankentrage, die in den vorhandenen Krankenwagen eingeschoben werden soll, hat aber die Stellung des Vorsteckers, der den Fuß der Trage in der Schiene des Wagens festhält, genau zu berücksichtigen. Bei der neuen Krankentrage müssen die Füße 1. den Abstand der Bolzen des Krankenwagens haben; 2. muß das obere Fußpaar in sich denselben Abstand haben wie das untere, weil beide beim Einschieben in den Wagen in den gleichen Schienen laufen. Sie würden also, falls die Tragestangen in der Mitte geteilt werden, bei zusammengelegter Trage aufeinanderstoßen. Dies läßt sich nur dadurch vermeiden, daß die Teilungstelle der Tragestange so verschoben wird, daß die eine Seite etwa 7 cm länger wird als die andere.

d) Gelenke: Die Gelenkteile zu den Tragestangenhälften müssen aus bestem, zähem, schmiedbarem Gußeisen bestehen. (Durch einen langen Entkohlungsvorgang erhält Gußeisen die Eigenschaften von Schmiedeeisen.) Das Gelenk würde bei geringstem Gewichte die größte Festigkeit gehabt haben, wenn es möglich gewesen wäre, den Drehpunkt an die untere Fläche der Tragestangen zu verlegen, wie es bei der zusammenlegbaren Krankentrage alter Art (K.S.O. Anl. Ziff. 270) geschehen ist. Da indessen die neue Krankentrage mit Rücksicht auf die Bauart des Krankenwagens erheblich höhere Füße hat als die genannte alte, so würden bei zu dichter Annäherung der Tragestangen der zusammengelegten Trage die Füße über die Ebene des Bezuges heraussehen und dadurch der Verpackung Schwierigkeiten bereiten. Die Tragestangen der zusammen-

— 17 —

gelegten Trage mußten daher in einem gewissen Abstande von einander gehalten werden, was dadurch erreicht wurde, daß der Drehpunkt des Gelenkes 7,5 cm unter die untere Fläche der Tragestangen verlegt wurde. Die hierdurch hervorgerufene Gewichtsvermehrung des Gelenkes mußte in Kauf genommen werden. Am Kopfteile des Gelenkes ist die Vorrichtung angebracht, die die Befestigung auf dem Rädergestell ermöglicht.

e) Vorrichtungen zum Feststellen der aufgeklappten Trage: Eine selbsttätige Feststellvorrichtung wäre nur unter Benutzung einer Feder möglich gewesen. Mit Rücksicht auf die geringe Haltbarkeit der Federn wurden solche bei der Krankentrage überhaupt nicht benutzt. Von anderen Verschlußarten wurden Riegel und Bajonettverschlüsse erprobt, die sich jedoch namentlich wegen leicht eintretender Hemmungen beim Eindringen von Sand und kleinen Steinen nicht bewährten. Man kam daher darauf ab, auf der einen Seite der Teilungstelle einen beweglichen Ring zu befestigen, der auf die andere Seite übergeschoben werden kann und dort in eine Nase eingreift. Auf eine solche Vorrichtung konnte nicht verzichtet werden, weil sonst die Trage sowohl beim Einschieben in den Krankenwagen als auch bei dem Aufsetzen auf das Rädergestell leicht zusammenklappt. Die Tragestangen wurden, um das Eindringen von Erde zu vermeiden, an der Teilungstelle durch ein Stück hartes Holz verschlossen. Eben solche Füllstücke aus Holz erhalten die Tragestangen an den Stellen, an denen Niete durch das Rohr geführt werden. Die Füllstücke sind mit Grundfarbe zu streichen. Versuchsweise wurde an einigen Tragen eine Verstärkung dadurch herbeigeführt, daß an der Teilungstelle auf der einen Seite ein Zapfen vorsprang, der sich in eine Aushöhlung der anderen Seite einschob. Da sich indessen bei den Belastungsversuchen herausstellte, daß sich die Seitenstangen auch ohne diese Vorrichtung nicht an der Teilungstelle, sondern etwa 15 cm von ihr entfernt verbiegen, so glaubte man, auf die an sich zweckmäßig ausgedachte Verstärkung an der Teilungstelle verzichten zu können, zumal sie bei Verschmutzung leicht zu Hemmungen Anlaß gab.

II. Holzgriffe.

Die Rücksicht auf die Bauart der Krankenwagen 95 machte es notwendig, die Griffe am Kopf- und Fußende der Trage beweglich anzubringen, damit die Trage auf die Wagenlänge verkürzt werden kann. Die Verkürzung durch Umklappen der Handgriffe kam wegen der dadurch bedingten umständlichen Feststell- und Gelenkvorrichtungen nicht in Frage. Für das Einschieben ergaben sich zwei Möglichkeiten, nämlich Einschieben in Ringe seitlich der Tragestangen (wie bei der sogenannten abgeänderten Krankentrage alter Art) oder durch Einschieben in die Seitenstangen selbst, ähnlich wie bei der Krankentrage neuer Art des Krankenwagens (K. S. O. Anl. Ziffer 272). Vorrichtungen ersterer Art hätten erhebliche Gewichtsvermehrung und geringere Haltbarkeit zur Folge gehabt; allerdings wären Hemmungen durch Eindringen von Erde kaum zu befürchten gewesen. Hiernach blieb nur übrig, die Trage durch Einschieben der Holzgriffe in die Tragestangen zu verkürzen. Auf der unteren Fläche der Tragestangen ist eine Schraube angebracht, die in eine Rinne des Holzgriffes eingreift und das Herausfallen des Griffes verhindert. Die Schraube kann so weit herausgeschraubt werden, daß der Holzgriff ganz herausgenommen und gereinigt werden kann. Ein vollständiges Herausnehmen der Schraube ist nicht möglich. Der Holzgriff wird in der Endstellung durch einen Vorstecker befestigt; Schraubenpressung hat sich für diesen Zweck als nicht geeignet erwiesen. Der Vorstecker ist verzinkt und darf nicht mit Ölfarbe gestrichen werden, weil er sonst in das Loch der Tragestangen und in das des Holzgriffes nicht mehr paßt. Seine Spitze ist kegelförmig. Als Stoff für den Griff wurde Eschenholz gewählt, das in Paraffinöl ausgekocht sein muß. So behandeltes Holz kann selbst der Desinfektion mit strömendem Wasserdampf ausgesetzt werden, ohne aufzuquellen.

III. Querverbindungen.

Die Tragestangen werden durch 3 Querstangen verbunden, die aus rundem Stahlrohr bestehen. Die mittlere dient zugleich als Bolzen für das Gelenk der Tragestangen. Zur Verstärkung erhält sie eine Holzfüllung. Sie nach unten durchzubiegen, hat sich als unnötig herausgestellt, weil der Bezug auch bei starker Belastung nicht so tief durchgedrückt wird. Die obere und die untere Querstange sind an den Verstrebungen der Fußbügel angebracht und tragen so gleichzeitig dazu bei, daß die Füße bei Belastung der Trage nicht auseinander weichen. Eine 4. Querverbindung am Fußende, die bei den ersten Probetragen vorgesehen war, konnte ohne Rücksicht auf die Haltbarkeit wegbleiben. Als Stoff für die Querverbindungen kam nur nahtloses Stahlrohr in Betracht.

IV. Kopflehne.

Die Kopflehne der Krankentrage neuer Art des Krankenwagens (K. S. O. Anl. Ziffer 272) ist ohne wesentliche Änderungen übernommen worden. Die Zahnstangen erhielten eine etwas andere Biegung und wurden durch einen Querstab verbunden, sodaß sie gleichmäßig in einen Zahn auf der Innenseite der Tragestangen eingreifen. Das kleine Roßhaarkissen erschien entbehrlich und fiel fort. Die Verbandmitteltasche wird nicht in Schlaufen des Bezuges, sondern an der Querstange des Kopfgestelles befestigt. Auch beim Niederlegen des Kopfgestelles bildet sie für das Zusammenklappen der Trage kein Hindernis.

V. Fußbügel.

Da sich Füße aus Bandeisen als viel zu schwach erwiesen hatten, so wurde dieses durch kräftiges 4 mm starkes Stahlblech ersetzt, das an der Berührungsfläche mit dem Fußboden zusammengebogen ist. Die Füße sind an der Außenfläche der Tragestangen befestigt und haben eine Verstrebung nach der Innenseite. Über die Wahl des Ortes ihrer Befestigung ist unter I das Nötige gesagt. Um eine geringe Berührungsfläche mit dem Boden herbeizuführen, war der Vorschlag gemacht worden, diesen Teil der Fußbügel nicht eckig, sondern abgerundet herzustellen. Hierdurch wäre aber so wenig Spielraum für den Bolzen des Krankenwagens übrig geblieben, daß die Trage nahezu das Merkmal einer Präzisionsarbeit bekommen hätte. Die oberen Fußbügel haben auf der Innenseite ein Widerlager für den beim Zusammenklappen gegenüberliegenden Teil der Tragestange, damit die zusammengelegte Trage eine zum Verpacken geeignete Form erhält.

VI. Verbindungen der Eisenteile.

Weitere Versuche mit dem autogenen Schweißverfahren ergaben, daß die Wandstärke der Tragestangen für seine Anwendung zu gering ist. Von ihm nahm man deshalb endgültig Abstand. Es wurde die Befestigung mittels Nieten an allen in Betracht kommenden Stellen durchgeführt. An den Nietstellen ist das Rohr durch eingetriebene Holzstücke verstärkt.

VII. Bezug.

Als Stoff wurde braunes Segeltuch gewählt, das durch das Traindepot des XI. Armeekorps geprüft und abgenommen werden muß. Bei der braunen Farbe erscheint die unvermeidliche Beschmutzung weniger auffällig. Die geringere Haltbarkeit infolge des Färbens ist kaum von Bedeutung.

Mit Rücksicht auf das Zusammenklappen der Trage mußte auch der Bezug in 2 Teile zerfallen. Der Kopfteil bedeckt auch die Kopflehne, die er taschenförmig umgreift. Er ist an der Kopflehne sowie etwas weiter abwärts durch je eine Strickverschnürung an dem Gestelle befestigt und umgreift den unteren Teil der Seitenstangen der Kopflehne mit einem schmalen, die Tragestangen mit einem etwa 40 cm breiten Streifen. An dem Querteile der Kopflehne befinden sich 2 breitere seitliche Aussparungen zum Befestigen der Verbandmitteltasche und eine kleinere mittlere zur Befestigung eines Knebels, der die zusammengeklappte Trage zusammenhält. Klappen aus Segeltuch zum Festhalten des Getragenen sind in der Brustgegend auf den Bezug aufgenäht und werden durch Strickverschnürung geschlossen. An der Teilungstelle der Tragestangen wird der Bezug durch Haken festgehalten. Er ist an dieser Stelle zum Schutze gegen Durchreißen durch Umsäumung verdoppelt. Im übrigen sind alle Ränder mit einer starken schwarzen Baumwollitze eingefaßt. Der Fußteil des Bezuges ist in gleicher Weise gearbeitet und wird durch 2 getrennte Strickverschnürungen festgehalten. An der Stelle, an der beim Zusammenklappen der Trage der gegenüberliegende Fuß anstößt, ist im Bezug ein Stück ausgespart.

Die Ösen, durch die die Stricke der Verschnürung gezogen werden, bestehen aus eingestanztem Messing mit Einlage eines eisernen Ringes, der zum Schutze gegen Rosten verzinkt ist. Aluminiumringe wurden verworfen.

VIII. Gewicht.

Die ganze Trage wiegt durchschnittlich 17,7 kg, wovon 14,9 kg auf das Gestell, 2,8 kg auf den Bezug entfallen. Für die Abnahme wird für das Tragegestell beim Höchstgewicht ein Spielraum von 400 g und für den Bezug von 100 g als zulässig erachtet.

Gelegentlich der Erprobungen der nach vorstehenden Gesichtspunkten angefertigten Krankentragen wurde beobachtet, daß die beladene Trage bei vorausgehendem Kopfende sich nur mit Schwierigkeiten in die neueren Krankenwagen unten einschieben läßt, weil bei halb aufgestellter Kopflehne die Zahnstangen gegen den vorderen Vorsprung des Wagenbodens (Durchlauf) anstoßen. Diesem Übelstande soll dadurch begegnet werden, daß in Abänderung der Krankenträgerordnung Ziffer 229 die Krankentrage 1913 stets mit dem Fußende zuerst unten in den Krankenwagen 87 oder 95 geschoben wird.

Weiter wurde häufig beobachtet, daß bei den Krankenwagen 87 und 95 die oberen Tragen leicht aus der inneren Führungsschiene herausspringen. Der Grund hierfür wurde zuerst in dem breiten queren Abstande der Fußbügel gesucht; jedoch trat bei Versuchstragen, bei denen dieser Abstand verkürzt oder verlängert wurde, stets dieselbe

Störung ein. Da somit durch eine Änderung an der Trage die Beseitigung nicht zu erzielen war, blieb nur übrig, eine einfache Änderung an den Wagen in der Weise vorzunehmen, daß die mittleren oberen Führungschienen, die jetzt aus Winkeleisen bestehen, durch solche mit U-förmigem Querschnitt ersetzt werden.

Gesichtspunkte für die Abnahme von Krankentragen 1913.

1. Die Tragen sind genau der Probe entsprechend zu fertigen.

Die Krankentrage ist mit ausgezogenen Handgriffen 2500 mm, mit eingeschobenen Handgriffen 2040 mm lang. Der Querabstand der Füße soll vom äußeren zum äußeren Rande gemessen 578 mm betragen. Der Längsabstand der Füße beträgt am Boden gemessen 1145 mm. Die Füße müssen so angeordnet sein, daß sich die Trage sowohl mit dem Kopf- als auch mit dem Fußende zuerst in den Krankenwagen einschieben läßt und die an den Führungschienen des Krankenwagens befindlichen Schlüsselbolzen zum Feststellen der Trage passen. Die Ösen unterhalb der Tragestangen, die zum Befestigen der Trage auf dem Rädergestelle dienen, müssen oben 35 mm breit und 10 mm stark sein.

Der Anstrich ist feldgrau bis auf die Handgriffe und die verzinkten Teile, die nicht gestrichen werden. Die Eisenteile der Tragen sind einmal mit giftfreier Rostschutzfarbe, dann einmal mit feldgrauer Grundfarbe und zuletzt mit feldgrauer Deckfarbe zu streichen. Erstere beide Farben können, letztere Farbe muß von der nächstgelegenen Artilleriewerkstatt bezogen werden. Es empfiehlt sich jedoch dringend, auch die Rostschutz- und Grundfarbe von einer Artilleriewerkstatt zu beziehen.

2. Zu den Tragestangen ist nahtlos gezogenes Stahlrohr mit einem Querschnitte von 52 × 32,5 mm und einer Wandstärke von 0,85 mm zu verwenden (s. Bild 4). Vor dem Zusammensetzen der Trage sind die Tragestangen innen mit giftfreier Rostschutzfarbe zu versehen. Der innere Anstrich der Stahlrohre mit — am besten leicht erkennbarer roter — Rostschutzfarbe läßt sich mit dem Pinsel schwer anbringen. Es ist zweck-

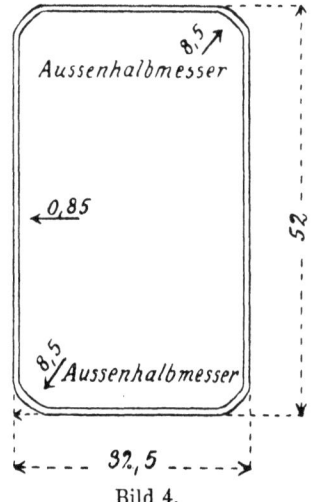

Bild 4.

mäßiger, die Rohre zu tauchen. Nach dem Tauchen müssen sie mehrfach gewendet werden, damit die Farbe nicht nur nach einer Seite abläuft. Erst nach vollständigem Trocknen sind die mit feldgrauer Grundfarbe gestrichenen Füllstücke einzutreiben.

3. Die Füllstücke zu den Tragestangen sowie die Füllung des Verbindungsrohres an den Gelenken sind aus hartem Holze zu fertigen und vor dem Einschlagen mit Grundfarbe zu streichen. Die Füllstücke müssen fest eingetrieben werden, damit sie beim weiteren Zusammensetzen der Trage nicht selbständig weitergleiten. Dies ist besonders wichtig, weil sonst die Handgriffe zu tief in das Rohr hineinfallen. Letztere müssen so weit aus dem Rohre herausstehen, daß man mit dem Finger unter die Auskehlung greifen kann, und daß die Löcher für die Vorstecker im Rohr und im Handgriffe genau übereinander liegen. Bei richtigem Sitze befinden sich die Füllstücke an den Stellen, an denen Niete durch das Rohr geführt sind.

4. Beim Zusammensetzen der Tragen ist ferner darauf zu achten, daß die Tragestangen nicht eingebeult werden, wenn sie in den Schraubstock gespannt und wenn Niete angebracht werden.

5. Die Gelenkteile (Bild 5) zu den Tragestangenhälften müssen aus bestem, zähem, schmiedbarem Gußeisen bestehen.

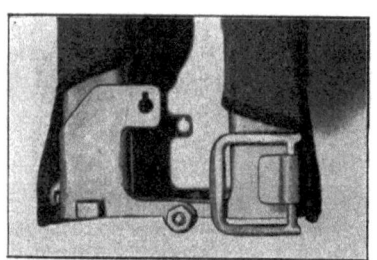

Bild 5.

6. Zu den Fußbügeln ist 4 mm starkes a-Stahlblech von 50 kg Festigkeit und 20 % Dehnung zu verwenden. Alle übrigen Beschläge sind aus Flußeisen von 36—46 kg Festigkeit herzustellen.

7. Der Kopflehnbügel ist aus einem Stück 1,5 mm starken, nahtlos gezogenen Stahlrohres von 15 mm Außendurchmesser zu biegen. Durch das Biegen darf das Rohr an den beiden runden Ecken der Kopflehne den runden Querschnitt nicht verlieren. Beim Aufrichten der Kopflehne müssen sich die Zähne der Kopflehnstützen von selbst bis in das letzte Loch einstellen.

8. Die Verschlußringe (Bild 6) an den Gelenken sind aus Stahl von etwa 65 kg Festigkeit zu fertigen und zu verzinken. Sie müssen leicht in ihren Lagern gleiten und sind nicht mit Farbe zu streichen.

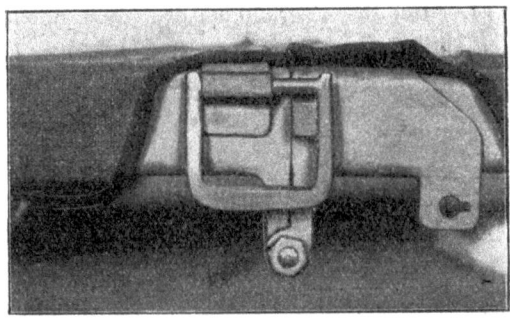

Bild 6.

9. Die Handgriffe sind aus bestem Eschenholze zu fertigen. Die Führungsnute ist rechtwinklig auszustemmen.

Die Handgriffe sind nicht etwa nur in kochendes Paraffin zu tauchen, sondern mindestens 30 Minuten darin zu kochen. Der Paraffinkessel ist in ein Dampf- oder Wasserbad zu stellen, da das Paraffin sich sonst leicht entzündet. Die Handgriffe müssen sich im Rohre leicht hin- und herschieben lassen. Dabei ist darauf zu achten, daß sich am Rohre kein Grat befindet, da sonst der Handgriff leicht beschabt wird. Der Verfertiger ist darauf hinzuweisen, daß die Handgriffe, je nachdem sie sich links oder rechts am Kopf- oder Fußende befinden, verschiedene Auskehlungen haben.

Es bestehen die Vorstecker zu den Handgriffen aus Stahl, die Ketten und Kloben aus Flußeisen. Diese Teile sind zu verzinken und daher nicht mit Farbe zu streichen.

10. Die Verschlußringe müssen straff schließen.

11. Daß das Verbindungsrohr an den Gelenken mit Holz gefüllt wird, ist schon bei der Fertigung zu beachten, da dies bei der Abnahme der zusammengesetzten Krankentrage schwer nachzuprüfen ist.

12. Alle Niete und Bolzen sowie die auf die Röhre zu befestigenden Teile müssen besonders auf den Auflageflächen mit Rostschutzfarbe gestrichen werden. Alle auf das Rohr aufzubringenden Teile müssen auf der ganzen Berührungsfläche fest anliegen.

13. Der Bezug der Krankentrage besteht aus starkem, im Garne braungefärbtem Segeltuche; der Stoff darf vom Unternehmer nur

von den für Lieferung von Wagenplänen des Truppen- und Trainfeldgerätes in Betracht kommenden Firmen bezogen und muß durch das Traindepot XI. Armeekorps in Kassel geprüft und abgenommen werden. Für den Stoff des Bezuges sind besondere Lieferungsbedingungen maßgebend (Ziffer 14). Der Bezug erhält an den Außenseiten, an denen er den Tragestangen anliegt, zum Schutze gegen frühzeitiges Durchscheuern eine Verstärkung von demselben Stoffe. Es sind zum Einfassen des Bezuges 22 mm breites, schwarzes, festes, baumwollenes Einfaßband, als Nähfaden als Oberfaden dreifach Nr. 18 schwarzer Zwirn, als Unterfaden zweifach Nr. 18 schwarzer Zwirn zu verwenden.

Für die Schnürleinen sowie die sonstigen Schnüre ist dreifach drellierte Hanfschnur von 5 mm Stärke zu benutzen. Alle Schnürleinen werden an ihren Enden mit gelöteten Messingspitzen von etwa 40 mm Länge versehen.

Die in den Bezug eingestanzten Schnürösen erhalten innen einen verzinkten Eisenring. Sie sind mit größter Sorgfalt in den Bezug einzuarbeiten; die Innenkanten müssen gegenseitig gut übereinandergreifen. Hierauf wird bei der Abnahme besonderer Wert gelegt.

14. Für das im Garne braungefärbte Segeltuch ist in Kette und Schuß ungebleichter, langfaseriger Kernflachs bester Beschaffenheit zu verwenden. Gleichwertiger Langhanf ist nur für den Faden des Schusses, jedoch nicht für den der Kette gestattet. Dagegen sind Baumwolle, Werg, Hede, Jute und andere Stoffe verboten.

Flachs und Hanf müssen von holzigen Teilen sowie von jedem Beigemisch und von der kurzen Faser befreit sein. Die Garne sind glatt zu spinnen und fest zu drehen.

Das Gespinst soll aus gleich starken, parallel laufenden langen Fäden bestehen und gleichmäßig durchgesponnen sein, d. h. es dürfen weder ungleichmäßige, knotige Stellen, noch fest eingesponnene und dünne oder durchsichtige Stellen vorkommen.

Das Gewebe muß so dicht sein, daß es, weich gerieben und ausgespannt gegen das Licht betrachtet, nur vereinzelte Lichtpünktchen durchläßt. Es sollen

bei starkem } in Kette 11—12 Doppelfäden,
Segeltuch   } im Schusse 9—10 Einzelfäden

auf das cm kommen. Die Richtigkeit wird mit dem Fadenzähler festgestellt.

Die Zerreißfestigkeit des Segeltuches wird an je drei 50 cm langen und 5 cm breiten Streifen aus der Ketten- und Schußrichtung vermittelst des Zugdynamometers festgestellt und soll mindestens betragen:

bei starkem ⎱ in Kette   260 kg,
Segeltuch ⎰ im Schusse 260 kg.

Die Zerreißproben werden vor der Festigkeitsprüfung 48 Stunden lang in einem Raume (Schrank oder dergl.) frei aufgehängt, dessen relative Feuchtigkeit dauernd auf 60—70 v. H. gehalten wird, und dessen Luftwärme 15—16° beträgt.

Das Gewebe darf sich nicht hart anfühlen oder muß, falls dies dennoch in gewissem Grade der Fall ist, aufgerieben und ausgeklopft weich werden.

Es soll außerdem die Eigenschaft haben, im nassen Zustande seine Poren zu schließen, so daß es wasserdicht wird. Um dies zu prüfen, hängt man ein Stück Segeltuch in Größe von etwa 50 mal 50 cm an den Ecken auf und füllt es mit Wasser. Hierbei darf das Wasser nur im Anfange durchtropfen. Später muß völlige Dichtigkeit eintreten. Die Probe dauert 5 Stunden. Das Segeltuch soll im Garne braun gefärbt sein und eine durch das ganze Stück gleichmäßig gehaltene, wetterbeständige Farbe haben.

Ohne die Abnahme dadurch aufzuhalten, wird jede Lieferung einer Prüfung auf Wetterbeständigkeit der Farbe unterworfen derart, daß eine aus einem Ballen entnommene Probe 3 Monate lang ohne jeden Schutz den Witterungseinflüssen ausgesetzt wird. Ergibt sich hierbei nicht dieselbe Wetterbeständigkeit, die die Probe zeigte, so wird sowohl für die bereits angelieferten noch nicht verarbeiteten, als auch für die auf die Gesamtbestellung noch zu liefernden Mengen Ersatz auf Kosten des Unternehmers beschafft, und letzterer kann außerdem für die Zukunft von jeder Beteiligung an derartigen Lieferungen ausgeschlossen werden.

Giftige oder schädliche Stoffe sind verboten.

Das zu Krankentragenbezügen zu verwendende Segeltuch wird untersucht und abgenommen durch die bei dem Traindepot XI. Armeekorps Kassel bestehende Abnahmekommission. Falls Zweifel an der Art und Beschaffenheit des verwendeten Stoffes bestehen, kann eine physikalische und chemische Untersuchung im Königlichen Materialprüfungsamt in Berlin-Lichterfelde-West oder in der Pulverfabrik Spandau angeordnet werden.

Die Abnahme findet erst nach beendeter Untersuchung statt.

Der Unternehmer hat den Nachweis zu führen, daß er von inländischen Spinnereien eine Garnmenge inländischen Ursprunges gekauft hat, die zu dem abgelieferten Gewebe in entsprechendem Verhältnisse steht.

15. Die Trage ist an der Außenseite des linken Handgriffes, vom Kopfende aus gesehen, mit dem Jahrgangsstempel, dem Stempel der Firma und dem der Abnahmekommission (Schlagstempeln) zu versehen.

Auf den Bezügen sind gleichfalls der Jahrgangs-, der Firmen- und der Abnahmestempel mit Druckstempeln anzubringen und zwar am oberen Bezug an der Unterseite der Kopflehne, am unteren Bezug an der Unterseite des Fußendes.

16. Das Durchschnittsgewicht einer Trage ohne Bezug beträgt 14,89 kg, das eines Bezuges 2,81 kg. Als zulässiger Spielraum für das Höchstgewicht werden festgesetzt für die Trage ohne Bezug 400 g, für den Bezug allein 100 g. Die Höchstgewichte betragen somit 15,29 kg und 2,91 kg und dürfen keinesfalls überschritten werden.

17. Die Lieferung der Krankentragen ist frei Abnahmestelle zu vergeben.

18. Der Besteller ist berechtigt, nach eigenem Ermessen einzelne Teile der Krankentrage gegen Erstattung des Wertes zu entnehmen und auf die in den Ziffern 2—14 vorgeschriebene Beschaffenheit von einer Artilleriewerkstatt untersuchen zu lassen. Der Unternehmer hat zu gestatten, daß die hierzu bestimmten Militärpersonen während der Anfertigung der Krankentragen jederzeit zu den Werkstätten Zutritt erhalten, in denen die einzelnen Teile gefertigt oder die Krankentragen zusammengesetzt werden; auch ist der Unternehmer zu verpflichten, diesen Personen jede von ihnen gewünschte Auskunft zu erteilen.

Alle Einzelheiten der Form, der Maße usw. sind verzeichnet und abgebildet auf Blatt 5 bis 7 der Zeichnungen des Feldlazarettgerätes.

Anlage.
Beschreibung der eingegangenen Muster.

(Die Mehrzahl der Muster ist angekauft und der Sammlung der Kaiser Wilhelms-Akademie für das militärärztliche Bildungswesen in Berlin überwiesen worden.)

Gruppe A.
Unterabteilung 1.
1. Stabsarzt Dr. Bernstein.

Beschreibung und kleines Modell.

Tragestangen:	Stahlrohr mit Scharnier in der Mitte.
Griffe:	Stahlrohr, einschiebbar, mit Holzhandhaben.
Querstangen:	2, Stahlrohr fest.
Kopflehne:	Verstellbar durch besondere Stellstange, sonst o. B.
Fußbügel:	Bügelförmig, fest an den Tragestangen.
Bezug:	Gesondert in Bezug der Kopflehne und der Trage für den Rumpf. Strickverschnürung. Zum Teil an den Rändern mit Leder verstärkt. Verbandmitteltasche muß beim Zusammenlegen abgenommen werden.
Gewicht:	Angeblich 16 kg.
Vorteile:	Standhaft, kräftig.
Nachteile:	Abnehmen der Verbandmitteltasche beim Zusammenlegen. Lederteile.

2. Carl Hohmann, Berlin.

Probetrage.

Tragestangen:	Stahlrohr, Scharnier in der Mitte, an der Oberseite umklappbare Sicherheitsscharniere.
Griffe:	Stahlrohr, einschiebbar.
Querstangen:	Stahlrohr.
Kopflehne:	Durch gleichzeitig wirkende Stahlstangen verstellbar. Kopfpolster abnehmbar.
Fußbügel:	Bügelform, umklappbar, durch sogenannte Sturmscharniere gesichert.
Bezug:	Ungefärbtes Segeltuch mit Aluminiumschnürösen, in der Mitte geteilt und hier mit Überdeckklappe versehen. Verschnürung umgreift die Trage- und Querstangen.
Gewicht:	17,5 kg.
Vorteile:	Sehr leichtes Aufstellen und Zusammenlegen. Gute Standfestigkeit.
Nachteile:	Paßt nicht in die Sanitätsfahrzeuge. Stahlhandgriffe.

3. Dannenberg, Hamburg.
Probetrage.

Tragestangen: Stahlrohr. In der Mitte geteilt. Das Gelenk liegt hier unter den Tragestangen und wird nach den beiden Enden zu auf jeder Seite durch 2 Trägerschienen gestützt und versteift. Diese Trägerschienen greifen an den Füßen an (s. unten).
Griffe: Stahlrohr, einschiebbar.
Querstangen: 2, fest.
Kopflehne: Durch Zahnstange verstellbar. Der Bezug ist hier doppelt, so daß durch Einstopfen von Heu usw. ein Kissen entsteht.
Fußbügel: An den Tragestangen in Scharnieren befestigte Rohrstützen mit Durchlochung unten zur Befestigung in den Fahrzeugen. Beim Zusammenklappen der Trage werden die Füße durch die oben erwähnten Trägerschienen nach den Enden der Trage hin umgeklappt, beim Aufstellen wiederum mit Hilfe dieser Schienen aufgestellt und gesichert.
Bezug: Segeltuch, Verschnürung.
Gewicht: 14,5 kg.
Vorteil: Gut durchdachter Bau, geringes Gewicht.
Nachteil: Hauptgelenk erscheint zu schwach. In den Sanitätsfahrzeugen müßte die Befestigungsvorrichtung geändert werden. Stahlgriffe.

4. H. Windler, Berlin.
Probetrage I.

Tragestangen: Stahlrohr, in der Mitte geteilt. Das Gelenk sitzt nicht an den Stangen, sondern an 2 Querstangen, die an den nach der Mitte zu liegenden Enden der Stangenhälften angebracht sind und von 2 achtförmigen (8) Ringen umgriffen werden. Durch Spanndrähte unterstützt.
Griffe: Holz, einschiebbar.
Querstangen: 4, fest.
Kopflehne: Ohne Besonderheiten.
Fußbügel: Bügelförmig, Eisen, fest, legen sich beim Zusammenklappen der Trage nebeneinander.

Bezug:	Einteilig, Kopfende verschnürt am Rahmen der Kopflehne, Rumpfteil unterhalb der Trage verschnürt.
Gewicht:	13 kg.
Vorteil:	Gute Gelenkverbindung in der Mitte. Leichtes Gewicht.
Nachteil:	Die Füße müssen sich beim Zusammenklappen jedesmal etwas biegen oder aus ihrer Lage haken, um nebeneinander liegen zu können.

5. H. Middendorf, Magdeburg.
Probetrage.

Tragestangen:	Stahlrohr, in der Mitte geteilt mit Gelenk.
Griffe:	Aus einem Stücke mit den Tragestangen.
Querstangen:	3, fest, die mittlere nach unten durchgebogen.
Kopflehne:	Verstellbar, in Scharnieren auf den Tragestangen befestigt.
Fußbügel:	Nach der Mitte zu umklappbare Fußbügel, die von einer Tragestange zur anderen gehen. Aufgestellt durch eine mit Scharnier versehene Spreize gehalten.
Bezug:	Segeltuch, Verschnürung um die Stangen.
Gewicht:	15 kg.
Vorteil:	Mäßiges Gewicht, gut zusammenlegbar.
Nachteil:	Der Füße wegen nicht in die Sanitätsfahrzeuge passend.

6. Ernst Lenz, Berlin.
Probetrage.

Tragestangen:	Stahlrohr, in der Mitte geteilt mit Gelenk.
Griffe:	Stahlrohr, nach unten in einem Gelenk abknickend.
Querstangen:	3, die mittlere nach unten durchgebogen, fest.
Kopflehne:	Verstellbar.
Fußbügel:	Bügelförmig, fest.
Bezug:	Einteilig, an der Kopflehne durch Verschnürung um den Rahmen, sonst durch Verschnürung an der Unterseite der Trage gehalten.
Gewicht:	15 kg.
Vorteil:	Gut und leicht zusammenzulegen.
Nachteil:	Nach unten klappende Metallgriffe ohne Feststellung.

7. Herz, Hannover.
Probetrage.

Tragestangen:	Rundes Stahlrohr, in der Mitte geteilt, durch Scharnier auf der Unterseite verbunden. Befestigung des Scharnieres mittels Bolzen.

Griffe: Holz zum Einschieben.
Querstangen: Eisenstangen, fest an den Tragestangen.
Kopflehne: In einem Scharnier an den Tragestangen beweglich.
Fußbügel: Fest an den Tragestangen; beim Zusammenlegen tritt ein Fußpaar rechts, eins links neben die gegenüberliegende Tragestange.
   Verbindung der Eisenteile: Niete.
Bezug: Segeltuch mit Schnallen befestigt.
Gewicht: 16 kg.
Vorteil: Geringes Gewicht, leichte Herrichtung.
Nachteil: Stellung der Füße verhindert die Befestigung in den Krankenwagen. Einschieben der Handgriffe kann durch Sand leicht gestört werden.

8. Oberstabsarzt Dr. Dannecker, Oberstabsarzt Dr. Faißt, Stabsarzt Dr. Klett.

Probetrage.

Tragestangen: Vierkantiges Stahlrohr, in der Mitte geteilt und durch Scharnier verbunden.
Griffe: Holz zum Einschieben.
Querstangen: Eisenstangen, fest an den Tragestangen.
Kopflehne: ⎫
Fußbügel: ⎬ Wie K.S.O. Anl. Ziff. 272.
   Verbindung der Eisenteile: Niete.
Bezug: Segeltuch wie K.S.O. Anl. Ziff. 272.
Gewicht: 18 kg.
Vorteil: Haltbare Bauart.
Nachteil: Stellung der Füße gibt der zusammengeklappten Trage eine sperrige Form.

9. Oberarzt Dr. Tottmann.

Probetrage.

Tragestangen: Stahlrohr von elliptischem Querschnitt, in der Mitte geteilt und durch starkes Scharnier verbunden.
Griffe: Eisen mit Lederbezug zum Einschieben neben den Tragestangen.
Querstangen: Eisenstangen, fest an den Tragestangen.
Kopflehne: Im Gelenk an den Tragestangen verstellbar.
Fußbügel: Fest an den Tragestangen.
   Verbindung der Eisenteile: Autogenes Schweißverfahren.
Bezug: Segeltuch durch Verschnürung befestigt.

Gewicht: 16,5 kg.
Vorteil: Geringes Gewicht.
Nachteil: Paßt wegen zu geringer Höhe und wegen der Stellung der Füße nicht in den Krankenwagen 95.

10. Sanitätsfeldwebel Hänel und Maschinist Martin.
Probetrage.

Tragestangen: ∩-förmiges Fassoneisen, in der Mitte geteilt und durch Scharnier verbunden.
Griffe: Eisen mit Holz ausgelegt, zum Einschieben.
Querstangen: Eisenstangen, fest an den Tragestangen, T-Eisen.
Kopflehne: Durch Gelenk mit den Tragestangen verbunden, verstellbar.
Fußbügel: Können in den Hohlraum der Tragestangen eingeklappt werden, Bandeisen.
Verbindung der Eisenteile: Vernietet und hart verlötet.
Bezug: Segeltuch, Beinteil der Länge nach geteilt, jede Beinhälfte in einem verstellbaren Rahmen aus Winkeleisen (nach Art der Heisterschen Lade).
Gewicht: 18 kg.
Vorteil: Möglichkeit verschiedener Art der Lagerung des Kranken.
Nachteil: Umständliches Zusammensetzen, ungenügende Haltbarkeit für Feldzwecke.

11. Michael Kiefer & Co., München.
Probetrage.

Tragestangen: Rundes Stahlrohr, in der Mitte geteilt. Scharnier oben. Die mittlere Querstange dient mittels einer Schraubenvorrichtung (Muster II) oder eines Riegels (Muster I) zum Festhalten des Scharnieres bei aufgestellter Trage.
Griffe: Metall mit Lederüberzug zum Einschieben; Schraubenvorrichtung zum Befestigen (Muster II), zum Umklappen nach innen mit Federung (Muster I).
Querstangen: Stahlrohr, fest an den Tragestangen.
Kopflehne: Gestell von Stahlrohr, im Gelenk an den Tragestangen verstellbar.
Fußbügel: Stahlrohr, fest an den Tragestangen.
Verbindung der Eisenteile: Autogenes Schweißverfahren.
Bezug: Segeltuch, dreiteilig, durch Verschnüren befestigt.
Gewicht: 16,8 kg (Muster II und I).

Vorteil: Sichere Feststellung des Mittelscharnieres.
Nachteil: Wegen der vorstehenden Füße in zusammengeklapptem Zustand unhandlich.

12. Bach & Riedel, Berlin.
Probetrage.

Tragestangen: Winkeleisen, in der Mitte geteilt und durch Scharnier verbunden.
Griffe: Holz zum Einschieben.
Querstangen: 4 runde Eisenstäbe, fest an den Tragestangen.
Kopflehne: Seitenteile: Winkeleisen. Querverbindung: runde Eisenstange; im Scharnier an den Tragestangen beweglich und verstellbar.
Fußbügel: Wie bei jetziger Truppenkrankentrage (K. S. O. Anl. Ziff. 270).
Verbindung der Eisenteile: Niete.
Bezug: Segeltuch, durch Verschnürung befestigt. Kopfteil getrennt.
Gewicht: 18,5 kg.
Vorteil: Handlich zusammenzulegen.
Nachteil: Unzureichende Haltbarkeit des Scharnieres, das in gestrecktem Zustande nicht gesichert ist. Paßt nicht in den Krankenwagen 95.

13. Jacob Rohmann, Saarbrücken.
Probetrage.

Tragestangen: Rundes Stahlrohr, in der Mitte geteilt und durch Scharnier verbunden, dessen Drehpunkt 3,5 cm unterhalb der Tragestange liegt.
Griffe: Stahlrohr, mit Bindfadenumwickelung, nach unten umzuklappen.
Querstangen: Stahlrohr, fest an den Tragestangen.
Kopflehne: Gestell von Stahlrohr, im Scharnier an den Tragestangen befestigt und verstellbar.
Fußbügel: Stahlrohr, fest an den Tragestangen.
Verbindung der Eisenteile: Angeschweißt.
Bezug: Segeltuch durch Verschnürung befestigt.
Gewicht: 13,7 kg.
Vorteil: Geringes Gewicht.
Nachteil: Scharnier der Tragestangen viel zu schwach. Schweißung einer Querstange gebrochen.

Unterabteilung 2.

14. Pech, Berlin.

Probetrage.

Tragestangen:	Stahlrohr, dreiteilig, die einzelnen Teile durch rinnenförmige Gelenkschaltstücke verbunden.
Griffe:	Holz, einschiebbar.
Querstangen:	2, fest.
Kopflehne:	Ohne Besonderheiten.
Fußbügel:	Aus federndem Bügelstahle, beim Umklappen nach innen und auch beim Aufstellen sich durch eigene Federung haltend, durch ein besonderes Scharnier in ihrer Stellung gesichert.
Bezug:	Einteilig, Segeltuch, unterhalb der Trage verschnürt.
Gewicht:	12,5 kg.
Vorteil:	Auf sehr kleinen Raum zusammenlegbar.
Nachteil:	Bau der Füße umständlich.

15. C. Maquet, Berlin.

Probetrage.

Tragestangen:	Holz, dreiteilig. 2 Gelenke. Eisenbeschläge.
Griffe:	Holz, fest.
Querstangen:	Holz.
Kopflehne:	Mit Scharnier auf den Tragestangen aufsitzend, aus Holz. Durch Zahnstange verstellbar.
Fußbügel:	Klein, fest, bügelförmiges Eisen.
Bezug:	Segeltuch, Verschnürung auf der Unterseite der Trage.
Gewicht:	12,5 kg.
Vorteil:	Geringes Gewicht, gut zusammenlegbar.
Nachteil:	Holzbau.

16. Hacklenbruch, Wald, Kreis Solingen.

Beschreibung mit Zeichnung und Modell.

Tragestangen:	Stahlrohr in drei Teile geteilt.
Griffe:	Holz zum Einschieben.
Querstangen:	Stahlrohr, fest an den Tragestangen.
Kopflehne:	Gestell aus Stahlrohr, mittels Gelenkes an den Tragestangen verstellbar.
Fußbügel:	Stahlrohr, nach innen umlegbar.
Bezug:	Segeltuch.
Gewicht:	Angeblich 13 kg.
Vorteil:	Raumersparnis.
Nachteil:	Paßt nicht in den Krankenwagen.

Gruppe B.

17. Oberstabsarzt Dr. Buchbinder.
Modell.

Tragestangen:	Mannesmannrohr, ungeteilt.
Griffe:	Zum Einschieben.
Querstangen:	Holz, zum Aufschieben auf die Tragestangen.
Kopflehne:	Bogenförmiger Eisenstab mit Ringen auf die Tragestangen geschoben und durch Vorstecker gehalten. An diesem Stabe die eigentliche Lehne aus Mannesmannrohr mit drehbarem Stellbügel aus Eisen.
Fußbügel:	Fest an den Querstangen.
Bezug:	Mit Gurten verstärktes Segeltuch, Kopflehne durch Schienen und Flügelschrauben befestigt. Die Tragestangen werden durch schlauchartige Kanten des Bezuges gesteckt. Die Trage wird zusammengelegt in den Bezug gepackt.
Vorteil:	—
Nachteil:	Zeitraubendes Zusammenlegen und Auseinandernehmen.

18. Stabsarzt Dr. Fischer, Mannheim.
Kleines Modell.

Tragestangen:	Holz oder Mannesmannrohr oder Winkeleisen, je nachdem vorhandene Tragen abgeändert werden sollen.
Griffe:	Einschiebbar, Holz.
Querstangen:	Eisen, 2. Je eine mit Scharnier an einer Tragestange befestigt in die gegenüberliegende Tragestange einzuhaken.
Kopflehne:	Fest an den Tragestangen, obere Querstange mit überstreckbarem Scharniere. Zahnstangen.
Fußbügel:	Fest an den Tragestangen.
Bezug:	Segeltuch, an der Unterseite der Trage verschnürt. Statt der Klappen Riemen.
Gewicht:	Angeblich 2 bis 4,5 kg geringer als das der jetzigen Trage.
Vorteil:	Gewichtserleichterung.
Nachteil:	Keine Standhaftigkeit. Anwendung von Riemen.

19. Christoph & Unmack, Niesky O./L.
Probetrage.

Tragestangen:	Holz, ungeteilt.
Griffe:	Holz neben den Tragestangen einzuschieben.

Querstangen:	Je 2 sich kreuzende, an ihrem Kreuzungspunkte durch einen Zapfen verbundene Holzstangen, die bei zusammengeklappter Trage aufeinander liegen, bei aufgestellter sich kreuzen und durch eine in einem Schlitze gleitende Schraube festgestellt werden.
Kopflehne:	Seitenteile in festen Scharnieren an den Tragestangen, mit Blech beschlagen.
Bezug:	Segeltuch. An der Kopflehne mit zwei schlauchartigen Ansätzen über die Seitenteile geschoben, am Rumpfteil auf der Unterseite der Tragestangen mit Ösen über Metallringe geschoben und mittels einer durch diese Ringe gezogenen Schnur vor Abgleiten gesichert.
Gewicht:	15 kg.
Vorteil:	—
Nachteil:	Ausschließliche Verwendung von Holz. Paßt nicht in die Sanitätsfahrzeuge.

20. Sanitätsfeldwebel Nagel.
Beschreibung, Modell.

Tragestangen:	Holz, ungeteilt.
Griffe:	Zum Einschieben unter die Tragestangen; Holz.
Querstangen:	2 an einer Tragestange in Scharnieren befestigt, in die andere einzustecken und dort durch Vorstecker gehalten.
Kopflehne:	Obere Querstange mit Scharnier in der Mitte, das durch eine übergeschobene Eisenblechhülse gehalten wird. Verstellbar.
Fußbügel:	Aus Holz, fest an den Tragestangen.
Bezug:	Segeltuch. An der die Querstangen tragenden Tragestange festgenagelt, an der anderen mittels in Leder gefaßten Löchern zu knöpfen.
Gewicht:	Angeblich 15 kg.
Vorteile:	—
Nachteile:	Ausschließliche Verwendung von Holz. Bezug kann nicht abgenommen werden. Holzfüße. Vorstecker.

21. Vereinigte Feuerwehrgeräte-Fabriken.
Probetrage.

Tragestangen:	Holz ungeteilt.
Griffe:	Aus einem Stücke mit den Tragestangen.
Querstangen:	2. Holz, mit je 2 Durchbohrungen, um sie auf die Tragestangen aufzuschieben.

Kopflehne:	Holz, Seitenteile in den Bezug eingeschoben. An 2 senkrecht auf der Kopf-Querstangen angebrachten und gezähnten Holzstangen verstellbar.
Fußbügel:	Mit Scharnieren außen an den Querstangen angebracht, ohne Sicherung.
Bezug:	Segeltuch, zum Aufknöpfen.
Gewicht:	?
Vorteile:	—
Nachteile:	Ausschließliche Verwendung von Holz. Sehr wenig standhaft, da alle Holzteile nur locker aufeinander gesteckt sind.

22. Oberstabsarzt Dr. Bornikoel.

Beschreibung und kleines Modell.

Tragestangen:	Winkeleisen.
Griffe:	Einschiebbar, Holz.
Querstangen:	Gelenke in der Mitte, durch Riegel gesichert. 2.
Kopflehne:	Obere Querstange an einem Seitenteile beweglich in eine Öse der anderen einzuhaken. Verstellbar und beim Zusammenlegen der Trage nach dem Fußende hin umzuklappen.
Fußbügel:	Eisen, bogenförmig, fest an den Tragestangen.
Bezug:	Segeltuch, zum Anknöpfen, teils unter der Trage verschnürt.
Gewicht:	?
Vorteile:	—
Nachteil:	Winkeleisen benutzt.

23. Fahrzeugfabrik Eisenach.

Probetrage I — ohne Bezug.

Tragestangen:	Nahtloses Stahlrohr, ungeteilt.
Griffe:	Stahlrohr, fernrohrartig einzuschieben, Vorstecker.
Querstangen:	Rundes Stahlrohr; Scharnier in der Mitte mit Sicherung durch Vorstecker, Gelenke an den Tragestangen.
Kopflehne:	Gelenkig mit den Tragestangen verbunden, verstellbar.
Fußbügel:	Fest an den Tragestangen.
	Verbindung der Eisenteile: Hartlötung.
Bezug:	Segeltuch, mit Gurten angeschnallt.
Gewicht:	13,5 kg ohne Bezug.
Vorteil:	Geringes Gewicht.
Nachteil:	Aufstellen und Zusammenpacken zeitraubend; Haltbarkeit der Querstangen zweifelhaft; in den Sanitätsfahrzeugen der Truppen nicht zu verpacken.

24. Fahrzeugfabrik Eisenach.

Probetrage II — ohne Bezug.

Bauart wie Fahrzeugfabrik Eisenach I, Stoff jedoch Stahlblech an Stelle des Stahlrohres.

Tragestangen: Winkeleisen.
Querstangen: U-Eisen.
Fußbügel: Schwach rinnenförmiges Bandeisen.

25. Stabsarzt Dr. Lion.

Beschreibung mit Zeichnung und Modell.

Abgeändertes Muster der englischen Feldambulanzen.

Tragestangen: Holz ungeteilt.
Griffe: Fest.
Querstangen: Eiserne Stangen mit Gelenk an den Tragestangen und federndem Scharnier in der Mitte.
Kopflehne: Keilförmig, zugleich Verbandmitteltasche, an den Tragestangen im Gelenke beweglich und abnehmbar.
Fußbügel: Fest an den Tragestangen mit Rollen.
Bezug: Mittels Lederstreifen und Kupfernägeln an den Tragestangen befestigt, nicht abnehmbar.
Gewicht: Schätzungsweise 14 kg.
Vorteil: Handliche Verpackung.
Nachteil: Paßt weder in die Krankenwagen noch in die Sanitätsfahrzeuge der Truppen. Haltbarkeit der Querstangen unwahrscheinlich.

26. Maschinenmeister Welk, Berlin.

Probetrage.

Tragestangen: ∩-Eisen, ungeteilt.
Griffe: Holz zum Einschieben.
Querstangen: Durch Gelenke an den Tragestangen befestigt, Scharnier in der Mitte.
Kopflehne: In Gelenken an den Tragestangen verstellbar. Querverbindung wie Querstangen.
Fußbügel: Fest an den Tragestangen.
Verbindung der Eisenteile: Niete.
Bezug: Segeltuch, an zwei besonderen Querstangen befestigt.
Gewicht: 18,3 kg. (Anderes Muster 17,5 kg).
Vorteil: Raumersparnis.
Nachteil: Paßt nicht in die Sanitätsfahrzeuge.

27. Goetz-Magirus, Ulm.
Probetrage I.

Tragestangen: Vierkantiges Stahlrohr, ungeteilt.
Griffe: Eschenholz zum Einschieben, mit Feder zum Festhalten.
Querstangen: Stahlrohr mit Scharnieren an den Tragestangen befestigt. Federndes Scharnier in der Mitte.
Kopflehne: Durch Gelenk mit den Tragestangen verbunden. Querverbindung nach Art der Querstangen.
Fußbügel: Vierkantiges Stahlrohr mit Federvorrichtung zum Anlegen an die Tragestange, wobei sie die eingeschobenen Handgriffe festhalten.
Verbindung der Eisenteile: Niete.
Bezug: Segeltuch aus einem Stücke, zum Anknöpfen.
Gewicht: 11,8 kg.
Vorteil: Handliche Verpackung, geringes Gewicht.
Nachteil: Ziemlich umständlich herzurichten. Bauart wegen der zahlreichen Federn und der notwendiger Weise feinen Ausführung nicht kriegsbrauchbar. Verpackung nicht in alle Sanitätsfahrzeuge der Truppen möglich.

28. Goetz-Magirus, Ulm.
Probetrage II.

Tragestangen: Vierkantiges Stahlrohr, ungeteilt.
Griffe: Eschenholz zum Einschieben, mit Federn zum Festhalten.
Querstangen: Bandeisen mittels Scharniers an eine Tragestange anzulegen und in ein Loch der gegenüberliegenden Tragestange einzuschieben.
Kopflehne: Durch Gelenk mit den Tragestangen verbunden. Querverbindung nach Art der Querstangen.
Gewicht: 10,65 kg.
Fußbügel: ⎫
Verbindung der Eisenteile: ⎪
Bezug: ⎬ Wie Goetz-Magirus I.
Vorteil: ⎪
Nachteil: ⎭

29. Fröhlich & Wolff, Cassel.
Probetrage.

Tragestangen: Winkeleisen von 1,50 m Länge, ungeteilt.
Griffe: Holz zum Einschieben; beim Ausziehen wird die Trage nach jeder Seite um 50 cm verlängert; Vorstecker.

Querstangen: Eisenstäbe, auf einer Seite fest, auf der anderen Seite mittels Hakens festzustecken.
Kopflehne: Am oberen Ende im Scharniere beweglich.
Fußbügel: Fest an den Tragestangen.
  Verbindung der Eisenteile: Niete.
Bezug: Segeltuch.
Gewicht: 19 kg.
Vorteil: Raumersparnis, wenn zusammengelegt.
Nachteil: Haltbarkeit für Feldzwecke nicht ausreichend; paßt nicht in die Sanitätsfahrzeuge der Truppen. Aufstellung umständlich.

30. Stabsarzt d. L. Dr. Schlender.
Probetrage.

Tragestangen: Rundes Stahlrohr, ungeteilt.
Griffe: Eschenholz zum Einschieben.
Querstangen: Stahlrohr, am Bezuge befestigt, mittels Zapfens in die Tragestangen zu stecken.
Kopflehne: In Gelenken an den Tragestangen verstellbar, Querverbindung am Bezuge befestigt.
Fußbügel: Bandeisen, fest an den Tragestangen.
  Verbindung der Eisenteile: Niete.
Bezug: Segeltuch aus einem Stücke. Befestigung mit Ösen und Ketten. Querstangen durch Lederriemen angeschnallt.
Gewicht: 16,5 kg.
Vorteil: Geringes Gewicht, standhafte Bauart.
Nachteil: Paßt nicht in die Sanitätsfahrzeuge der Truppen.

31. Hauptmann Rudorff.
Probetrage II.

Tragestangen: Stahlrohr von rechteckigem Querschnitte mit abgerundeten Ecken, ungeteilt.
Griffe: Holz zum Einschieben.
Querstangen: In dem Bezug eingenäht und mittels Zapfens an den Tragestangen zu befestigen; 2.
Kopflehne: In dem Bezug eingenäht, in zwei Gelenken an den Tragestangen verstellbar.
Fußbügel: Fest an den Tragestangen.
  Verbindung der Eisenteile: Niete.
Bezug: Segeltuch, mittels Knebels und Haken befestigt.
Gewicht: 14,6 kg.

Vorteil: Geringes Gewicht.
Nachteil: Zeitraubende Zusammensetzung; in den Sanitätsfahrzeugen der Truppen nicht zu verpacken.

32. Bach & Riedel, Berlin.
Probetrage I.

Tragestangen: Winkeleisen, ungeteilt.
Griffe: Holz zum Einschieben.
Querstangen: Scherenförmig gekreuzt und mittels eiserner Querstangen in einer Zahnvorrichtung festzustellen.
Kopflehne: Hölzerne Seitenteile mit zwei eisernen Querverbindungen. An den Tragestangen im Gelenke befestigt und abnehmbar.
Fußbügel: Bandeisen fest an den Tragestangen.
Verbindung der Eisenteile: Niete.
Bezug: Segeltuch, mit Riemen befestigt. Kopfteil getrennt.
Gewicht: 21,7 kg.
Vorteil: —
Nachteil: Mangelnde Haltbarkeit, umständliche Herrichtung, hohes Gewicht.

33. Bach & Riedel, Berlin.
Probetrage II.

Tragestangen: Winkeleisen, ungeteilt.
Griffe: Holz, zum Einschieben.
Querstangen: Zwei an den Tragestangen, zwei an den Füßen. Auf je einer Seite in Ösen beweglich befestigt und auf der gegenüberliegenden mittels Hakens abnehmbar.
Kopflehne: Wie Bach & Riedel I.
Fußbügel: Bandeisen, fest an den Tragestangen.
Verbindung der Eisenteile: Niete.
Bezug: Wie Bach & Riedel I.
Gewicht: 19,2 kg.
Vorteil: —
Nachteil: Umständliche Zusammensetzung, mangelnde Haltbarkeit.

34. Bach & Riedel, Berlin.
Probetrage IV.

Tragestangen: Holz, ungeteilt.
Griffe: Fest.

Querstangen:	Holz, durch eigenartige Scharniervorrichtung an die Tragestange anzulegen.
Kopflehne:	Fehlt.
Fußbügel:	Schwach rinnenförmiges Bandeisen an die Tragestangen angeschraubt.
Bezug:	Ungefärbtes Segeltuch; an Drahtseilen verschnürt, die längs der Tragestangen gezogen sind.
Gewicht:	13,6 kg.
Vorteil:	Gut federndes Lager.
Nachteil:	Fehlen der Kopflehne, wenig haltbare Bauart, paßt nicht in die Sanitätsfahrzeuge.

35. Holzbau „System Meltzner", Darmstadt.
Probetrage.

Tragestangen:	Eschenholz in Stäben von etwa 5 mm Seitenfläche zu einem Gestelle nach Art einer eisernen Brückenkonstruktion vereinigt; ungeteilt.
Griffe:	Holz zum Einschieben.
Querstangen:	3, nach Art der Tragestangen, lassen sich herausnehmen.
Kopflehne:	Ohne festes Gestell, nach Art eines Keilkissens, das auch die Verbandmittel aufzunehmen hat; auf den Bezug aufgenäht.
Fußbügel:	Durch breiten Bau der Tragestangen ersetzt.
Bezug:	Segeltuch, mit Klammern an den Trage- und Querstangen befestigt und mit drei Gurten an das Gestell angeschnallt.
Gewicht:	9,2 kg.
Vorteil:	Sehr geringes Gewicht.
Nachteil:	Für Feldzwecke ungenügende Haltbarkeit. Unmöglichkeit der Verpackung in allen Sanitätsfahrzeugen. Zeitraubende und unsichere Herrichtung.

Gruppe C.
36. Generaloberarzt Dr. Herhold.
Probetrage.

Tragestangen:	Stahlrohr, in der Mitte geteilt, mit Gelenk, durch übergeschobene Manschette feststellbar.
Griffe:	Stahlrohr, einschiebbar.
Querstangen:	Stahlrohr, an auf die Tragestangen geschobenen Muffen befestigt, auf der einen Seite durch Scharnier, auf die andere mit Klammer aufzuschieben.

Kopflehne:	Stahlrohr. An jeder Tragestange zwei auf diesen gleitende Muffen, die durch Vorstecker festgestellt werden können. Es besitzen eine Muffe in einer Scharnierverbindung ein kürzeres, die nach der Mitte zu liegende ein ebenso befestigtes längeres Rohrstück. Beide Rohrstücke sind an ihren freien Enden durch ein Scharnier verbunden, das auch die obere Querstange trägt.
Fußbügel:	In gleicher Weise wie die Seitenteile der Kopflehne gebaut.
Gewicht:	12,5 kg.
Bezug:	Segeltuch, mit kurzen Riemen angeschnallt.
Vorteil:	Geringes Gewicht.
Nachteil:	Sehr schwierig zusammenzusetzen, ebenso auseinanderzunehmen. Durchaus nicht standhaft. Paßt nicht in die Sanitätsfahrzeuge.

37. Stabsarzt Dr. Keyl.
Probetrage.

Tragestangen:	Mannesmannrohr, mit rechtwinkeligem Querschnitt. An der unteren Seite in der Mitte starkes Scharnier, das bei der aufgestellten Trage durch einen Haken gesichert wird. An der Oberseite Metallknöpfe zum Anknöpfen des Bezuges.
Griffe:	Holz, zum Einschieben.
Querstangen:	4, aus Mannesmannrohr, einzustecken in an den Tragestangen angebrachten Doppelösen. 2 dauernd an der einen Tragestange, drehbar befestigt, 2 mit dem Bezuge durch Lederschlaufen verbunden. Sicherung durch Vorstecker von Leder.
Kopflehne:	Mannesmannrohr, verstellbar, in dem Bezug eingenäht. Kissenähnliche Tasche zum Füllen mit Heu.
Fußbügel:	Fest an den Tragestangen angebrachte spitzwinkelige Fußbügel.
Bezug:	Segeltuch mit durch Leder verstärkten Metallösen zum Anknöpfen.
Gewicht:	17,4 kg.
Vorteile:	Paßt angeblich in alle Sanitätsfahrzeuge.
Nachteile:	Keine Vertauschung der Tragestangen möglich, Dreiteilung, Befestigung des Bezuges, Verwendung von Leder. Zu umständlich.

38. Oberstabsarzt Dr. v. Tobold.
Probetrage.

Tragestangen: Stahlrohr; in der Mitte ein Gelenk, dessen Drehpunkt 10 cm unterhalb der Oberkante liegt. Versteifung durch ein vom Gelenke nach den Endpunkten ziehendes dünneres Stahlrohr.
Griffe: Stahlrohr mit Holzknopf, 25 cm lang. In einem 15 mm unter der Oberkante der Tragestange liegenden Scharniere nach unten herunter klappend, ohne Feststellung.
Querstangen: 3, die mittlere stark nach unten durchgebogen. In der Mitte Scharniergelenke.
Kopflehne: Stahlrohr, mittels Kletterstangen, die unter sich verbunden sind, und Zahnstangen verstellbar. Die untere Querstange mit Scharnier an der einen und mit Öse, die an den einen Seitenteil angreift, an der anderen Seite.
Fußbügel: Fest an den Tragestangen befestigte Fußbügel.
Verbindung der Eisenteile: Harte Lötung.
Bezug: Segeltuch, unter Rücken und Gesäß doppelt. Verschnürung. An der Kopflehne kissenartige Tasche zum Füllen mit Heu oder dergleichen. Die zusammengeklappte Trage wird durch einen am Fußende befindlichen Riemen zusammengehalten.
Gewicht: 13,5 kg.
Vorteile: Geringes Gewicht.
Nachteile: Zu umständlich. Handgriffe klappen von selbst herunter und hindern das Einschieben in die Wagen.

39. Oberstabsarzt Dr. Gillet.
Probetrage.

Tragestangen: Holz mit Metallbeschlag, in der Mitte geteilt. Das Scharnier liegt in der Höhe der Tragfläche. Entlastung der Tragfläche durch Spanndrähte.
Griffe: Holz, fest.
Querstangen: 4, die beiden äußeren mit unterstütztem Scharnier in der Mitte, ebenso die Querstange der Kopflehne. Die beiden inneren je an einer Tragestange mit Scharnier befestigt und in die gegenüberliegende einzuhaken.
Kopflehne: Verstellbar.

Fußbügel:	U-förmig, fest an den Tragestangen, bei der zusammengelegten Trage nach außen stehend.
Bezug:	Segeltuch. Strickverschnürung.
Gewicht:	15 kg.
Vorteil:	Gute Lastverteilung, große Tragfähigkeit.
Nachteil:	Schwere Aufstellung. Die bei der zusammengelegten Trage nach außen stehenden Füße.

40. Oberstabsarzt Dr. Doering.

Beschreibung und kleines Modell.

Tragestangen:	In der Mitte geteilt, mit Scharnier und Vorstecker. Kopfhälfte aus Holz, Fußhälfte aus Winkeleisen.
Griffe:	Holz, einschiebbar.
Querstangen:	4. In der Mitte und an den Seiten gelenkig mit den anstoßenden Seiten verbunden. Das Mittelgelenk, dessen einer Schenkel halbkreisförmig den Drehpunkt umgibt, mit Flügelschrauben zum Festhalten eingerichtet. Die beiden mittleren Querstangen nach unten durchgebogen. Da dies das Zusammenlegen hindern würde, sind sie in den Tragestangen drehbar angeordnet.
Kopflehne:	Obere Querstange mit Scharnier in der Mitte. Kopfpolster mit Steppnähten, um es harmonikaförmig beim Zusammenlegen der Trage falten zu können.
Fußbügel:	Hufeisenförmig, fest.
Bezug:	Segeltuch, 3teilig, an der Unterseite der Tragestangen festgeknöpft.
Gewicht:	?
Vorteile:	Kann anscheinend in großer Zahl mitgeführt werden und soll in die Sanitätsfahrzeuge passen.
Nachteile:	Zu umständlich. Holz und Eisen gleichzeitig verwendet. Flügelschrauben an den Querstangen.

41. Salzmann & Co., Cassel.

Probetrage.

Tragestangen:	∩-förmiges Stahlblech in der Mitte geteilt und durch Scharnier verbunden.
Griffe:	Holz, mittels Scharnieres umlegbar.
Querstangen:	Mittels Gelenkes an den Tragestangen befestigt; Scharnier in der Mitte.
Kopflehne:	Durch Gelenk mit den Tragestangen verbunden; Scharnier in der Mitte der Querstange.

Fußbügel: Können in den Hohlraum der Tragestangen eingeklappt werden und tragen Rollen.
Verbindung der Eisenteile: Niete.
Bezug: Segeltuch mittels Gurtschnallen befestigt.
Gewicht: 19 kg.
Vorteil: Raumersparnis.
Nachteil: Umständliche Herrichtung; nicht widerstandsfähig genug.

42. Generalarzt Dr. Burgl.
Beschreibung und Modell.

Tragestangen: Aluminiumlegierung, in der Mitte geteilt und durch Scharnier verbunden. Befestigung des Scharnieres durch Schieber mit Bajonettverschluß.
Griffe: Zum Einschieben.
Querstangen: Durch Gelenke an den Tragestangen befestigt; in der Mitte federndes Scharnier.
Kopflehne: In Gelenken an den Tragestangen verstellbar; Querverbindung wie Querstangen.
Fußbügel: Fest an den Tragestangen, elliptisch gebogen (zum Schleifen).
Verbindung der Metallteile: Nicht angegeben.
Bezug: Segeltuch, an den Tragestangen festgebunden. Für Kopflehne und Trage aus einem Stücke. Verbandmitteltasche in den Seitenklappen.
Gewicht: Nicht angegeben.
Vorteil: Geringes Gewicht, Raumersparnis.
Nachteil: Unzureichende Haltbarkeit, umständliche Herrichtung; Lagerungsfähigkeit der Aluminiumlegierungen sehr zweifelhaft.

43. Gottschalk & Co., A. G. Cassel.
Probetrage.

Tragestangen: Rundes Stahlrohr, in der Mitte geteilt und durch Scharnier verbunden.
Griffe: Nicht einzuschieben; Metall.
Querstangen: Gelenkig mit den Tragestangen verbunden, in der Mitte durch federndes Scharnier geteilt.
Kopflehne: Im Gelenk an den Tragestangen verstellbar. Querverbindung wie die übrigen Querstangen.
Fußbügel: Dicht an den Handgriffen, fest an den Tragestangen.
Verbindung der Eisenteile: Niete.

Bezug: Segeltuch.
Gewicht: 18 kg.
Vorteil: Raumersparnis beim Zusammenlegen.
Nachteil: Paßt nicht in die Krankenwagen.

44. Oberleutnant Rawetzky.
Probetrage.
(Abänderung der Krankentrage nach K. S. O. Anl. Ziffer 272.)

Tragestangen: Winkeleisen, in der Mitte geteilt und durch ein seitlich angebrachtes Scharnier verbunden (bei Neuanfertigung ⋂-Eisen.)
Griffe: Holz zum Einschieben wie seither.
Querstangen: Eisenstangen mittels Flügelschrauben in Ösen an den Tragestangen befestigt.
Kopflehne: Wie bisher ohne Polster.
Fußbügel: In Gelenken an die Tragestangen anzulegen.
Verbindung der Eisenteile: Niete.
Bezug: Segeltuch mit geringerer Verschnürung als seither.
Gewicht: 23 kg.
Vorteil: Benutzung der vorhandenen Krankentragen.
Nachteil: Hat den Belastungsversuchen nicht standgehalten.

45. Hauptmann von Seebach.
Beschreibung mit Modell.

Es handelt sich um eine Abänderung der Krankentragen n. A. des Krankenwagens (K. S. O. Anl. Ziffer 272).

Tragestangen: Das Winkeleisen wird in der Mitte durchtrennt und durch ein Scharnier verbunden.
Griffe: Die Holzgriffe zum Einschieben werden nicht verändert.
Querstangen: Zwei fallen weg; die übrigen werden flach geschmiedet und zwei von ihnen an der rechten, eine an der linken Tragestange mit Scharnier befestigt. Vorrichtung zum Befestigen an der gegenüberliegenden Seite mit Loch und Vorstecker.
Kopflehne: Die Querverbindung vom oberen Ende wird nach Art der Querstangen abgeändert.
Fußbügel: Unverändert.
Verbindung der Eisenteile: Niete.
Bezug: Wie seither, nur mit Unterbrechung der Schnürleine.
Gewicht: Angeblich verringert.
Vorteil: Benutzung der seitherigen Tragen.

Nachteil: Aufstellung und Zusammenpacken zeitraubend, Haltbarkeit, namentlich der Querstangen, zweifelhaft. Füße bilden ein Hindernis für ein geschicktes Zusammenlegen der Trage.

46. Hauptmann Rudorff.
Probetrage III.

Tragestangen: Stahlrohr von rechteckigem Querschnitte mit abgerundeten Ecken, in der Mitte geteilt und mit seitlichem Scharniere versehen.
Griffe: Holz zum Einschieben.
Querstangen: Je eine am Kopf- und Fußende, mittels Scharnieres an einer Tragestange befestigt und in die gegenüberliegende einzuhaken. Eine mittlere Querstange ist in dem Bezug eingenäht und greift an den Enden, sich gabelförmig teilend, mit je zwei Haken in jede Tragestange ein.
Kopflehne: Die Seitenteile sind gelenkartig mit den Tragestangen verbunden und nehmen eine in dem Bezug eingenähte Querstange auf.
Fußbügel: Fest an den Tragestangen.
Verbindung der Eisenteile: Niete.
Bezug: Segeltuch mit Verschnürung in Ösen.
Gewicht: 18,7 kg.
Vorteil: Raumersparnis.
Nachteil: Sehr umständliche Herrichtung.

47. Sanitätsvizefeldwebel Jagusch.
Probetrage.

Tragestangen: Eschenholz, in der Mitte geteilt und in eine Manschette von ∩-Eisen einzuschieben. Befestigung mittels Flügelschraube.
Griffe: Fest an den Tragestangen.
Querstangen: Stahlrohr mittels Scharnieres an eine Tragestange anzulegen und an der gegenüberliegenden Tragestange durch Flügelschrauben zu befestigen. Durch eine Schraubenvorrichtung lassen sich die Querstangen um 13 cm verlängern. (Lazarettzug).
Kopflehne: Im Gelenk an den Tragestangen verstellbar, Querverbindung wie Querstangen.
Fußbügel: Umlegbar mit Rollen.

Bezug: Segeltuch. Befestigung mittels Gurten und Schlaufen.
Gewicht: 14,5 kg ohne Bezug.
Vorteil: Raumersparnis.
Nachteil: Umständliche Herrichtung; für Feldzwecke nicht haltbar genug.

48. Sanitätsfeldwebel Krüger.
Probetrage.

Tragestangen: Holz, in der Mitte geteilt und durch Scharnier verbunden.
Griffe: Holz, nach unten umzuklappen.
Querstangen: Eisenstäbe im Scharnier an einer Tragestange beweglich und in ein Loch der anderen Tragestange einzuschieben.
Kopflehne: Ähnlich K. S. O. Anl. Ziffer 272.
Fußbügel: Fest an den Tragestangen nach K.S.O. Anl. Ziffer 270
Bezug: Segeltuch, an der Kopflehne doppelt zum Füllen mit Polsterstoff. Verstärkung in der Beckengegend. Unterer Abschnitt längs geteilt in je einem Holzrahmen mit Vorrichtung zum Stellen nach Art der Heisterschen Lade.
Gewicht: 16 kg.
Vorteil: Geringes Gewicht, Raumersparnis, Möglichkeit verschiedener Art der Lagerung.
Nachteil: Umständliche Herrichtung, ungenügende Haltbarkeit für Feldzwecke.

49. Hauptmann Rudorff.
Probetrage I.

Tragestangen: Stahlrohr, Querschnitt rechteckig mit abgerundeten Ecken, zweimal geteilt und durch Scharniere so verbunden, daß das Kopfende unter den Mittelteil zu klappen ist, das Fußende seitlich umzulegen.
Griffe: Holz zum Einschieben.
Querstangen: Zwei mittlere, mit den Tragestangen fest verbunden, eine in das Fußende des Bezuges eingenäht und in die Tragestangen festzustecken.
Kopflehne: In dem Bezug eingenäht; an den Tragestangen beweglich.
Fußbügel: In Scharnieren nach innen umzuschlagen und durch Querstangen befestigt, die an einem Fuß im Scharnier, am gegenüberliegenden durch einen Zahn befestigt sind.
Verbindung der Eisenteile: Niete.

Bezug: Segeltuch, Befestigung mit Riemen.
Gewicht: 15,57 kg.
Vorteil: Raumersparnis, geringes Gewicht.
Nachteil: Sehr umständliche Herrichtung; Haltbarkeit wegen der vielen Scharniere zweifelhaft.

Gruppe D.

50. H. Windler, Berlin.

Probetrage II,
nicht zusammenlegbar.

Tragestangen: Stahlrohr, ungeteilt.
Griffe: Holz, einschiebbar.
Querstangen: 2, fest mit den Tragestangen verbunden.
Kopflehne: Ohne Besonderheit.
Fußbügel: Umlegbar. Fest befestigt an über die Tragestangen geschobenen Manschetten, aufgestellt durch Klammern an den Querstangen gehalten.
Bezug: Segeltuch, verschnürt.
Gewicht: 13 kg.
Vorteil: Geringes Gewicht.
Nachteil: Nicht zusammenlegbar. Füße nicht völlig festzustellen. Paßt nicht in die Sanitätsfahrzeuge.

51. Lachmann, Radebeul.
(Vorgeschlagen von Dr. Georg Greiff.)

Probetrage.

Tragestangen: Holz, ungeteilt.
Griffe: Holz an U-Eisen, zum Einschieben.
Querstangen: Winkeleisen, fest an den Tragestangen.
Kopflehne: Im Bezuge befestigt und durch Zahnleiste an den Tragestangen verstellbar.
Fußbügel: Rundeisen zum Umlegen. Segeltuch, auf einem Rahmen aus Band- und Rundeisen aufgespannt und auf vier Drähten federnd, die zwischen den Querstangen gespannt sind.
Gewicht: 21,2 kg.
Vorteil: Gut federndes Lager.
Nachteil: Paßt nicht in die Sanitätsfahrzeuge und nimmt viel Raum weg. Haltbarkeit zweifelhaft.

52. Artillerie-Konstruktionsbureau.

Beschreibung mit Zeichnung.

Seitenstangen: Stahlrohr in der Mitte geteilt, unterer Abschnitt in den oberen fernrohrartig einzuschieben.
Griffe: Stahlrohr, fernrohrartig einzuschieben.
Querstangen: Stahlrohr an der einen Seitenstange durch Scharnier, an der anderen abnehmbar mittels Bolzen befestigt.
Kopflehne: Gelenkig verbunden mit den Seitenstangen, an die sie vermöge ihrer Hohlrinnenform dicht anlegbar ist; verstellbar.
Füße: Mit selbstspannendem Gelenk an den Seitenstangen befestigt, hohlrinnenartig.
   Verbindung der Eisenteile: Niete.
Bezug: Segeltuch, mit Druckknöpfen befestigt.
Gewicht: Angeblich 14 kg.
Vorteil: Geringes Gewicht, Raumersparnis.
Nachteil: Aufstellen und Zusammenlegen zeitraubend. Es ist zu fürchten, daß die Vorrichtung zum Zusammenschieben beim Eindringen von Sand bald versagt.

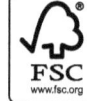

MIX
Papier aus verantwortungsvollen Quellen
Paper from responsible sources
FSC® C105338

If you have any concerns about our products,
you can contact us on
ProductSafety@springernature.com

In case Publisher is established outside the EU,
the EU authorized representative is:
**Springer Nature Customer Service Center GmbH
Europaplatz 3, 69115 Heidelberg, Germany**

Printed by Libri Plureos GmbH
in Hamburg, Germany